BIBLIOTHÈQUE MÉDICALE

PUBLIÉE SOUS LA DIRECTION

DE MM.

J.-M. CHARCOT	G.-M. DEBOVE
Professeur à la Faculté de médecine de Paris Membre de l'Institut.	Professeur à la Faculté de médecine de Paris Membre de l'Académie de médecine.

BIBLIOTHÈQUE MÉDICALE CHARCOT-DEBOVE

VOLUMES PARUS DANS LA COLLECTION :

V. Hanot. La Cirrhose hypertrophique avec ictère chronique.
G.-M. Debove et **Courtois-Suffit**. Traitement des Pleurésies purulentes.
J. Comby. Le Rachitisme.
Ch. Talamon. Appendicite et Pérityphlite.
G.-M. Debove et **Rémond** (de Metz). Lavage de l'estomac.
J. Seglas. Des troubles du langage chez les aliénés.
A. Sallard. Les Amygdalites aigues.
L. Dreyfus-Brisac et **I. Bruhl**. Phtisie aigue.
B. Sollier. Les Troubles de la mémoire.
De Sinéty. De la Stérilité chez la femme et de son traitement.
G.-M. Debove et **J. Renault**. Ulcère de l'estomac.
G. Daremberg. Traitement de la phtisie pulmonaire, 2 vol.
Ch. Luzet. La Chlorose.
E. Mosny. Broncho-Pneumonie.
A. Mathieu. Neurasthénie.
N. Gamaleia. Les Poisons bactériens.
H. Bourges. La Diphtérie.
Paul Blocq. Les Troubles de la marche dans les maladies nerveuses.
P. Yvon. Notions de pharmacie nécessaires au médecin, 2 vol.
L. Galliard. Le Pneumothorax.
E. Trouessart. La Thérapeutique antiseptique.
Juhel-Rénoy. Traitement de la fièvre typhoïde.
J. Gasser. Les causes de la fièvre typhoïde.
G. Patein. Les Purgatifs.

A. Auvard et **E. Caubet**. Anesthésie chirurgicale et obstétricale.
L. Catrin. Le Paludisme chronique.
Labadie-Lagrave. Pathogénie et traitement des Néphrites et du mal de Bright.
E. Ozenne. Les Hémorroides.
Pierre Janet. Etat mental des hystériques. Les stigmates mentaux.
H. Luc. Les Névropathies laryngées.
R. du Castel. Tuberculoses cutanées.
J. Comby. Les Oreillons.
Chambard. Les Morphinomanes.
J. Arnould. La Désinfection publique.
Achalme. Erysipèle.
P. Boulloche. Les Angines a fausses membranes.
E. Lecorché. Traitement du diabète sucré.
Barbier. La Rougeole.
M. Boulay. Pneumonie lobaire aigue. 2 vol.
A. Sallard. Hypertrophie des amygdales.
Richardière. La Coqueluche.
G. André. Hypertrophie du cœur.
E. Barié. Bruits de souffle et bruits de galop.
L. Galliard. Le Choléra.
Polin et **Labit**. Hygiène alimentaire.
Ménard. La Coxalgie.
P. Janet. Etat mental des hystériques. Accidents mentaux.
Boiffin. Tumeurs fibreuses de l'utérus.
L. Rondot. Le Régime lacté.
F. Verchère. La Blennorrhagie chez la femme, 2 vol.

POUR PARAITRE PROCHAINEMENT :

L. Capitan. Thérapeutique des maladies infectieuses.
Legrain. Microscopie clinique.
H. Gillet. Rythmes des bruits du cœur (physiol. et pathol.).
P. de Molènes. Traitement des maladies de la peau.
G. Martin. Myopie, Hyperopie, Astigmatisme.
F. Legueu. Chirurgie du rein et de l'uretère.
Blache. Formulaire des maladies de l'enfance.
Ch. Monod et **J. Jayle**. Cancer du sein.
Garnier. Chimie médicale.

Mauclaire. Ostéomyélites de la croissance.
A. Reverdin. Antisepsie chirurgicale.
De Guermonprez (de Lille) et **Bécue** (de Cassel). Actinomycose.
L. Beurnier. Les Varices.
A Robin. Ruptures du cœur.
G. André. L'Insuffisance mitrale.
A. Martha. Des Endocardites aigues.
De Grandmaison. La Variole.
P. Achalme. Immunité.
Ferrand. Le Langage. La Parole et les Aphasies.

Chaque volume se vend séparément. Relié : 3 fr. 50.

LA
BLENNORRHAGIE
CHEZ LA FEMME

UTÉRUS ET ANNEXES
COMPLICATIONS DE LA BLENNORRHAGIE
PRONOSTIC ET PROPHYLAXIE

PAR

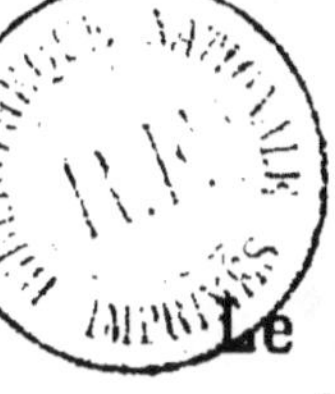

Le Dr F. VERCHÈRE

Chirurgien de Saint-Lazare

Surgit amari aliquid. Medio de fonte leporum
(Lucrèce, liv. IV, v. 1129.)

TOME II

PARIS

RUEFF ET Cᶦᵉ, ÉDITEURS

106, BOULEVARD SAINT-GERMAIN, 106

1894

DE LA
BLENNORRHAGIE
CHEZ LA FEMME

ÉTUDE CLINIQUE (*suite*)

4. Blennorrhagie utérine.

Il serait tout à fait inutile de refaire ici l'historique de la métrite. On pourrait presque dire que les opinions sur les affections utérines ont varié aussi souvent que se sont modifiées les doctrines en vigueur. Aussi ne voulant entreprendre ici la description complète de la métrite, je me contenterai de ne rappeler que ce qui a trait à celle produite par la blennorrhagie.

Historique. Étiologie. — Cette notion de la métrite blennorrhagique est relativement récente et il faut savoir gré à Bernutz d'avoir un des premiers démontré la coïncidence fréquente des « lésions inflammatoires » de l'utérus et des organes génitaux externes. C'est lui qui certainement a le mieux indiqué la marche progressivement envahissante de la blennorrhagie, passant du vagin à l'utérus et de celui-ci dans les trompes et l'ovaire et par suite réagissant sur les ligaments larges, c'est-à-dire sur les replis péritonéaux qui sont l'enveloppe intime de ces organes. Avant lui, on peut rappeler les travaux de Mercier, de Gosselin, de Sigmund, de Hunter, de Cullerier, mais il faut bien se souvenir que c'est lui le premier qui, dans sa merveilleuse étude de ce qu'il appelait, à tort peut-être, la pelvi-péritonite, a su donner à la blennorrhagie toute l'importance qu'elle possède dans l'étiologie de ces altérations profondes, si fréquentes et si graves. J'aurai surtout à en parler lorsque je traiterai de la blennorrhagie des annexes.

Après Bernutz sont venus les travaux de Chauvel, de Martin, de Rollet, de West, de Gallard, de Hennig, puis, dans la période actuelle, ceux de Næggerath, de Rémy, de Ducos, de Folinca, de Martineau, d'Eraud (de Lyon), de Bumm, de Saenger, de Dohr, de Cornil, etc.

Dans ces derniers se trouve démontrée microbiologiquement la nature même de la métrite blennorrhagique ; on rencontre dans les sécrétions du col utérin, le microcoque de Neisser, on étudie sa fréquence, on recherche son mode d'apparition, les lésions qu'il détermine, sa persistance, enfin l'époque de sa disparition dans certains cas. Cette notion de la nature blennorrhagique de la métrite n'avait été que soupçonnée par les cliniciens qui avaient constaté la coexistence fréquente des lésions utérines avec les écoulements vaginaux, les suppurations blennorrhagiques des organes génitaux externes.

Le pus de la blennorrhagie pour eux ne pouvait se différencier de celui dû à toute autre cause. — S'il n'existait pas de manifestations, clairement démontrées blennorrhagiques par une localisation uréthrale, ou vulvaire, ou vaginale de la blennorrhagie, il était, à cette époque, impossible de reconnaître la nature de la suppuration s'écoulant par le col utérin. — Ce n'est qu'après la découverte de Neisser que sont venues se joindre aux preuves cliniques antérieures, les preuves bactériologiques, et avec elles se sont accumulées les observations qui ont démontré la grande fréquence, qu'on n'avait pas soupçonnée de la blennorrhagie utérine. Au point que dans la période actuelle, M. Eraud (de Lyon) a pu, avec juste raison, affirmer que le col utérin était la localisation la plus fréquente de la blennorrhagie féminine.

Cette démonstration de la fréquence inattendue de la blennorrhagie utérine fut une véritable révélation. Elle rendit compte de ces cas si nombreux où la métrite survenait sans cause apparente ; où l'on était forcé d'avoir recours aux étiologies les plus bizarres, aux diathèses, à l'arthritisme, à l'herpétisme, au lymphatisme, pour expliquer les flueurs blanches, la leucorrhée, les hémorragies utérines, et redisons-le encore, certaines contaminations survenant chez les individus qui avaient eu des rapports avec une femme en apparence des plus saines, qu'aucun soupçon ne semblait pouvoir effleurer.

La muqueuse utérine, comme toutes les muqueuses glandulaires, peut s'inoculer, soit directement, soit secondairement. — Cette inoculation peut déterminer des phénomènes aigus, ou au contraire amener des lésions qui suivront une marche subaiguë ou chronique. — L'endométrite aiguë ou chronique se trouvera ainsi constituée; qu'elle se localise à l'endométrium cervical, ou au contraire, qu'elle envahisse l'endométrium tout entier. — La muqueuse seule pourra être atteinte dans certains cas, dans d'autres, au contraire, il pourra se faire une réaction plus profonde du tissu utérin, et le muscle lui-même pourra participer à l'infection ou plutôt subir des lésions de voisinage dues à la présence de l'élément virulent. Enfin, cette infection peut aller plus loin ; les lymphatiques si nombreux de l'utérus peuvent transporter avec eux l'élément infectieux, et déterminer des lymphangites plus ou moins étendues, et des adénites dont la gravité pourra être différente suivant leur intensité, leur marche, leur terminaison.

Ce sont ces différentes lésions qui constituent la métrite et ses complications. — Ce sont celles que l'on trouve dans tout état infectieux de l'utérus, celles dont on semble à plaisir avoir compliqué l'histoire. Il nous sera donc inutile ici de répéter tout ce qui a trait à toutes les métrites, et je dois me contenter de spécifier ce qui a trait à la métrite blennorrhagique.

Elle peut être *aiguë* ou *chronique*. — Telle est la première division qui s'impose dans l'étude de cette localisation de la blennorrhagie féminine.

MÉTRITE BLENNORRHAGIQUE AIGUE

La métrite aiguë peut être considérée comme une exception. Il est bien rare qu'on la rencontre et pour ma part je ne l'ai jamais vue, sur un nombre considérable de malades que j'ai examinées atteintes de blennorrhagie. — Ceci semble contraire à ce que disent certains auteurs qui décrivent une métrite aiguë blennorrhagique comme assez fréquente ; mais c'est qu'ils appellent *métrite*, des lésions de la surface externe du col, de la surface vaginale du col, si je puis dire, lésions que l'on rencontre très fréquemment coïncidant avec la vaginite aiguë et qui, suivant moi, devront être complètement différenciées de la métrite proprement dite, ou mieux, de *l'endométrite*.

Cervicite externe. Les lésions de la surface vaginale du col, n'entraînent que des phénomènes analogues à ceux que l'on rencontre sur la muqueuse vaginale. Elles se montrent constamment dans la période aiguë, généralisée de la vagino-vulvite blennorrhagique. — Elles sont très rarement primitives, si tant est qu'on les ait pu constater ; dans presque tous les cas, on ne les trouve que pendant la période d'écoulement surabondant. Au point de vue pathogénique, elles sembleraient dues à une véritable macération du col utérin dans le pus qui le baigne constamment ; le col participe aux lésions du vagin et chose remarquable, même dans les cas les plus intenses, l'endométrium cervical peut rester indemne. Lorsqu'on examine le col de ces malades, ce qui est parfois rendu difficile par le fait de la douleur déterminée par le spéculum, on voit l'orifice utérin fermé, en particulier chez les nullipares, et on peut constater qu'il ne s'écoule à son niveau que du mucus transparent, limpide ; parfois même le col n'est le siège d'aucun écoulement. L'orifice utérin, chez les nullipares, semble par sa disposition à l'emporte-pièce, son occlusion presque parfaite, l'intégrité de sa muqueuse cervicale, l'absence d'ectropion, opposer une barrière suffisant à arrêter l'envahissement de l'endométrium. — Il n'en est plus de même pour les femmes qui ont eu, un ou plusieurs enfants ; chez elles l'inoculation glandulaire intra cervicale paraît se faire beaucoup plus facilement, la muqueuse ectropionnée offre une disposition toute favorable à cette inoculation, et il est tout à fait exceptionnel de trouver une malade multipare atteinte de vaginite aiguë, sans qu'en même temps la muqueuse utérine ne soit elle-même atteinte d'écoulement, de ce que l'on appelait autrefois le catarrhe purulent.

Les lésions de la surface extérieure du col, ai-je dit, ont une grande analogie avec celles du vagin. — Au début, il existe simplement de la congestion, le col est rouge vif, rouge pourpre, lisse, luisant. Après quelques jours, ce fond rouge est piqueté de petites taches d'un rouge plus intense. Ces taches rouges peuvent se surélever, devenir acuminées et déterminer, par l'érosion de leur sommet, l'origine de petites ulcérations superficielles et irrégulières. — Chez les femmes qui ont eu des enfants, les lèvres du col sont turgescentes, boursouflées, et chez certaines, on peut constater l'existence de véritables ulcérations, dues à la réunion de follicules rompus, dont le nombre peut varier et par suite, l'étendue de l'ulcération.

Lorsqu'on procède à l'examen histologique de cette lésion ainsi que l'a fait Ruge, on constate que le chorion de la muqueuse vaginale est gonflé, gorgé de cellules embryonnaires ; il rompt, par suite de son accroissement rapide, le revêtement épithélial qui, au centre de ces foyers, ne consiste que dans la couche la plus superficielle des cellules plates, et peut même manquer complètement. Il résulte que ce sont de vraies érosions ou ulcérations superficielles (Martineau).

Ces ulcérations sont complètement différentes du piqueté que j'ai signalé plus haut, formé de petites érosions saignantes et résultant de la macération épithéliale, ayant la même origine que les érosions vaginales pendant l'évolution de la vaginite. Ces érosions se réunissent parfois et forment alors des dessins plus ou moins irréguliers, parfois polycycliques et donnent alors au col utérin un aspect analogue à celui que prend le gland dans certaines balanites.

Ces lésions extérieures n'ont d'importance qu'au point de vue objectif seul. Elles sont caractéristiques, ou tout au moins sauf de rares exceptions, de la blennorrhagie ; il est bon d'ajouter qu'elles ne se rencontrent que dans les cas où le diagnostic s'impose par le fait des lésions vagine-vulvaires qui les accompagnent et les déterminent. Elles ne peuvent avoir une certaine importance diagnostique que par leur persistance ; il peut arriver en effet, qu'elles survivent aux lésions de la muqueuse vaginale ; et qu'elles renseignent d'une façon assez claire sur l'affection antérieure dont a été atteinte la malade. Cet élément de diagnostic peut jouer un certain rôle, dans les cas par exemple de contagion où la femme, ayant uriné, a pu dissimuler l'état de son urèthre qui renseignerait sur son état de santé, et ne conserve plus que les lésions extérieures du col utérin sans autre symptôme visible de blennorrhagie. Dans ces cas, on affirmera que la blennorrhagie existe encore, ou tout au moins a existé très récemment et a pu être communiquée.

L'écoulement purulent ne devient réel et digne d'attention que lorsque le canal cervical est envahi et avec lui éclatent tous les symptômes de l'endométrite.

Lorsqu'il n'y a que de la blennorrhagie extérieure du col de la *Cervicite*, les phénomènes généraux n'existent pas, aucun trouble de la santé ne se montre, à moins que la blennorrhagie vaginale concomitante, n'entraîne par elle-même des troubles qui sont indépendants de la lésion utérine. Les malades n'accusent aucune douleur, et l'examen au spéculum seul peut révéler l'état de la muqueuse cervicale. Ces lésions disparaissent assez rapidement, et d'ordinaire quelque temps après la suppression de la vaginite aiguë, elles s'atténuent, puis s'effacent d'elles-mêmes. Du reste le même résultat peut assez facilement et assez rapidement être obtenu, si l'on a soin de soustraire au contact permanent du pus vaginal la surface utérine. Il suffit d'entourer le col, de bourrer les culs-de-sac avec un corps isolant, gaze iodoformée, gaze hydrophile, etc., pour voir très rapidement, le col reprendre son aspect normal, ce qui est en rapport avec la pathogénie que j'indiquais plus haut de ces accidents, à savoir qu'ils sont dus à la macération dans le pus blennorrhagique, beaucoup plutôt qu'à une inoculation véritable.

Aussi, quoiqu'en ayant parlé ici, je me hâte de répéter que je ne considère pas cette *cervicite externe*, comme une variété de métrite. Celle-ci est constituée, par une infection de la muqueuse utérine, qui, avec ses caractères, s'arrête au niveau de l'orifice cervical.

Endométrite aiguë. —L'endométrite aiguë présente des symptômes beaucoup plus accentués. Je me contente d'en prendre la description dans les auteurs ; il ne m'a pas été donné d'en observer un seul exemple. « Le début est, en général, brusque. Les malades éprouvent une forte courbature : aussi gardent-elles le lit. La fièvre est assez vive. L'inappétence, l'anorexie surviennent ; en même temps, on constate les phénomènes fonctionnels de la métrite aiguë non virulente ; car ils sont les mêmes dans les deux cas. C'est ainsi que les malades accusent une pesanteur, une lourdeur dans le bas-ventre, puis une douleur vague, diffuse à l'hypogastre, s'irradiant à tout l'abdomen ou à l'anus, parfois à la partie supérieure des membres inférieurs. »

Par le toucher, rendu douloureux et parfois difficile à cause de la vaginite aiguë qui accompagne presque toujours cette forme de la métrite, on trouve le col normal au début, comme volume, mais par la pression du doigt, on détermine une douleur plus ou moins vive. Lorsqu'en associant la palpation au toucher, on presse l'utérus entre les doigts, la malade accuse une douleur très marquée. Si l'état aigu persiste quelque temps, on peut constater bientôt une augmentation notable du volume du col qui devient tuméfié, turgide, de conique devient aplati, ses lèvres sont épaissies, enfin de sa cavité sort un liquide purulent plus ou moins filant, parfois crémeux. A cette période, la muqueuse du col est boursouflée et peut ainsi former un véritable bourrelet d'un rouge vif au niveau de l'orifice cervical. Cet état persiste un temps variable, puis tout peut rentrer progressivement dans l'ordre en apparence ; les douleurs aiguës disparaissent, la rougeur est moins vive, mais le col reste volumineux, le corps de l'utérus lui-même peut participer à l'augmentation du volume de l'organe ; l'écoulement purulent s'établit en permanence, l'état chronique de la métrite est constitué. Tel est le mode le plus habituel de terminaison de la métrite aiguë.

Dans certains cas, les complications les plus graves peuvent survenir, et les autopsies de Bernutz sont venues démontrer la nature même des lésions qui ont entraîné la mort dans quelques faits.

La métrite peut se propager par la muqueuse du corps jusqu'aux trompes et déterminer la pyosalpingite aiguë, l'ovarite suppurée et toutes les conséquences de la pelvi-péritonite suppurée. Ou bien sous l'influence de l'infection locale, les lymphatiques utérins peuvent être atteints, et amener de la lymphite, de l'adéno-lymphite, et de la périadénite. Ces lésions peuvent suppurer et on se trouve en présence de ce que l'on a appelé, avec juste raison, l'adéno phlegmon du ligament large. Ces lésions sur lesquelles ont tant insisté Lucas-Championnière, A. Guérin, Martineau, existent très certainement et l'exclusivisme dans la pathogénie des accidents péri-utérins ne peut plus être de mise. J'aurai à discuter à propos de la blennorrhagie des annexes, les opinions émises à cet égard, je ne veux parler ici que des complications tenant à la métrite aiguë et résultant de cette métrite même, sans lésions des annexes.

Les lymphatiques utérins se rendent dans les ganglions qui se trouvent à la base du ligament large, au niveau du trou obturateur (ganglion rétro-pubien de Guérin), il est donc permis de croire que l'infection peut déterminer sur ces ganglions en communication proche avec le foyer blennorrhagique, des phénomènes analogues à ceux que peuvent présenter les ganglions du pli de l'aine, par exemple chez l'homme atteint de blennorrhagie uréthrale. Cette adénite, cette adéno-lymphite que l'on tend de plus en plus à abandonner, n'en existe pas moins et on peut, dans nombre de cas, au point de vue clinique, prouver son existence. C'est elle qui détermine le phlegmon du ligament large.

Celui-ci peut se terminer par la suppuration (telle est la règle lorsqu'il est consécutif à une infection puerpérale), mais le plus souvent dans la blennorrhagie, la résolution survient après quelques jours. Malheureusement celle-ci n'est d'ordinaire pas complète et après la disparition des phénomènes aigus, on peut percevoir des adhérences, des épaississements qui immobilisent l'utérus, et peuvent dans certains cas occuper tout le petit bassin, facilement perceptibles par le toucher au niveau des culs-de-sac. Dans d'autres cas, mais plus rares, la résolution complète se fait, et le toucher, non plus qu'aucun symptôme fâcheux ne vient révéler la trace d'une inflammation antérieure.

Traitement de l'endométrite aiguë. — Le traitement de l'endométrite aiguë devra être actif et dirigé concurremment contre la métrite elle-même et contre la vaginite. Les injections vaginales et intra-utérines, à la fois antiseptiques et légèrement caustiques (Pozzi) devront être employées dès le début de l'affection. Une solution faible de nitrate d'argent 0,05 pour 30 gr. d'eau était recommandée par A. Guérin pour faire les injections intra-utérines. Fritsch a préconisé le chlorure de zinc à 5 0/0 pour des cautérisations intra-utérines. Enfin M. Pozzi fait le curettage, suivi de cautérisation intra-utérine au chlorure de zinc concentré, appliqué avec de la ouate enroulée autour d'un hystéromètre. A ces moyens, je crois qu'on pourrait avec avantage, ajouter les injections chaudes prolongées, et les bains, avec spéculum grillagé ; on pourrait ainsi, agir en décongestionnant l'utérus et obtenir une désinfection peut-être plus complète, en faisant passer au niveau du foyer septique, une grande quantité de liquide, pendant un temps prolongé, qui entraînerait tous les éléments infectieux.

MÉTRITE BLENNORRHAGIQUE CHRONIQUE

Étiologie et marche de l'endométrite chronique. — L'endométrite chronique peut se localiser à la muqueuse cervicale ou occuper la muqueuse utérine toute entière. Elle peut succéder à la métrite aiguë ou être un mode de terminaison de la blennorrhagie utérine aiguë. Mais, le plus souvent, du moins tel est ce que nous a montré l'examen de nos observations, elle paraît chronique d'emblée, qu'elle soit due à l'inoculation directe ou qu'elle soit une localisation secondaire concomitante d'une blennorrhagie généralisée aux organes génito-urinaires.

Cette inoculation directe dans l'utérus de la métrite chronique d'emblée, semble en rapport avec l'élément contagieux inoculé à l'utérus. L'origine de cette forme, peut-être la plus fréquente de celle que l'on a coutume de rencontrer, est en effet la blennorrhagie chronique de l'homme. Elle est le résultat de l'inoculation, dans l'utérus même, de la goutte de pus, de la goutte militaire si fréquente dans l'urèthre masculin. Cette goutte de pus a-t-elle perdu par son ancienneté une partie de sa puissance virulente ; a-t-elle été atténuée par les différents traitements mis en usage ; sa nature même a-t-elle été transformée par le fait de sa chronicité, il est impossible de le dire actuellement ; mais ce qui ressort de la clinique aidée de l'observation et de la confrontation des malades, c'est que l'origine même de la blennorrhagie utérine chronique est dans la très grande majorité, sinon dans la totalité des cas, une blennorrhagie chronique de l'homme. L'état antérieur physiologique ou pathologique de l'utérus, peut faciliter les inoculations et le col joue un rôle important à cet égard ; il est facile de comprendre comment l'utérus béant d'une multipare laisse pénétrer dans la cavité du col tous les liquides qui se mettent à son contact, au niveau du vagin. Au moment de l'éjaculation, le pus contenu dans l'urèthre masculin sera, avec la plus grande facilité, projeté directement dans la cavité utérine et par suite s'y inoculera.

Cette inoculation pourra même être locale, c'est-à-dire que la quantité de pus sera assez peu considérable pour ne contaminer que les glandes intra-cervicales. Il ne s'en échappera pas au dehors du col, ou s'il s'en échappe la femme avec une injection s'en débarrassera ; d'où localisation cervicale de l'inoculation ; une métrite pourra se développer sans qu'elle soit accompagnée d'autres lésions simultanées. C'est ainsi que se développent les métrites primitives chroniques, si fréquentes et si dangereuses. Il peut arriver cependant, que ce premier foyer blennorrhagique ne reste pas isolé et qu'ultérieurement il se fasse une inoculation de voisinage. C'est ainsi que M. Hardy chez une malade qu'il a observée complètement, a pu saisir l'inoculation sur le fait. Il s'agissait d'une jeune fille ayant eu un seul rapport, et n'ayant jamais présenté aucun accident antérieurement ; examinée quelques jours après sa défloration, on trouva un écoulement utérin purulent, et ce n'est que plusieurs jours après, que la vaginite blennorrhagique survint, sous les yeux de l'observateur.

Dans ce cas, la contamination avait été faite avec du pus de blennorrhagie aiguë, aussi sa puissance virulente a été assez considérable pour entraîner l'apparition de la vaginite secondaire. Dans les cas au contraire où la contagion est due à un pus de blennorrhée chronique, la vaginite ne survient pas ; l'épithélium vaginal résiste à cette inoculation atténuée, l'absence de culs-de-sac glandulaires dans le vagin rend plus difficile l'inoculation et la blennorrhagie reste localisée aux glandes de l'endométrium cervical.

Cette atténuation du pus blennorrhagique que la clinique semble démontrer, d'une manière évidente, rend compte aussi de l'irrégularité des contaminations amenées par les femmes atteintes de semblables métrites chroniques. Lorsqu'elles ont des rapports avec des hommes sains, elles ne leur transmettent pas constamment la blennorrhagie et nous retrouvons là, une explication à ces faits en apparence contradictoires où la même femme ayant plusieurs amants, donne aux uns la chaude-pisse, tandis que les autres sortent de ses bras indemnes de tout accident. Faut-il comme pour l'uréthro-vulvite chronique, faire entrer en ligne de compte l'issue provoquée des sécrétions glandulaires par les excitations de la femme, faut-il admettre qu'il y a hypersécrétion au moment du coït et entraînement, par suite, du pus virulent au contact de l'urèthre masculin, ou bien cette atténuation du virus blennorrhagique peut-elle suffire en tenant compte des différentes résistances individuelles, pour expliquer la non contagion dans certains cas et la contagion dans d'autres en apparence identiques. Ces questions sont difficiles à résoudre, mais il est certain que c'est l'une de ces hypothèses qui est l'expression de la vérité, peut-être même peuvent-elles simultanément se réaliser.

La métrite chronique, isolée, est souvent la seule manifestation blennorrhagique chez la femme. Mais dans certains cas, elle peut entraîner des inoculations du voisinage. J'ai montré plus haut une inoculation se faisant ainsi sous les yeux de M. Hardy. Il peut en être de même dans les métrites chroniques mal soignées ; les malades inattentionnées, dont les précautions hygiéniques sont insuffisantes peuvent ainsi, inconsciemment, être atteintes successivement de vulvite, d'uréthrite surtout ; cette dernière s'installe sournoisement, sans se révéler par d'autres symptômes que ceux que peut révéler un examen, que j'ai déjà démontré devoir être très attentif pour être efficace.

Inversement la métrite peut être la suite d'une véritable inoculation *remontante*, et résulter d'une uréthrite restée inaperçue.

J'ai signalé plus haut l'accouchement antérieur déterminant une véritable prédisposition anatomique à l'inoculation blennorrhagique. Il me faut signaler ici, les dangers de la métrite au moment de l'accouchement. La mère se trouve exposée à une véritable auto-inoculation.

La blennorrhagie arrêtée au niveau du col pendant la grossesse, peut s'étendre et gagner le corps utérin, et rien n'est plus fréquent que de voir des accouchements pratiqués aussi antiseptiquement que possible, laisser après eux des endométrites, auxquelles on ne peut trouver d'autre cause qu'une métrite cervicale antérieure. Je n'insiste pas sur cette étiologie de la métrite post-puerpérale. J'aurai à y revenir lorsque je traiterai des symptômes.

Je me contenterai de résumer le rôle de l'accouchement dans ses rapports avec la métrite blennorrhagique.

La métrite blennorrhagique atteint plus facilement un utérus de multipare. Elle peut se localiser à l'endomètre cervical ou s'étendre à l'endomètre tout entier.

Si la femme enceinte est atteinte de métrite cervicale au moment de l'accouchement, une auto-inoculation peut se faire malgré les soins les plus attentifs et souvent une endométrite totale en est la conséquence fatale, suivie, dans nombre de cas, d'une extension plus profonde aux trompes et aux ovaires.

Cette marche ascendante de l'infection blennorrhagique est d'autant plus à redouter qu'à ce moment les organes génitaux présentent une activité toute spéciale et sont dans des conditions de vitalité toute particulière.

Enfin en terminant cette étiologie, je dois signaler les dangers pour les yeux de l'enfant qui peut être atteint d'ophtalmie, par inoculation au moment de son passage au niveau du col utérin. Cette ophtalmie sera blennorrhagique et devra être traitée comme telle.

J'ajouterai que peut-être est-elle moins grave que dans les cas où elle a été déterminée par du pus de blennorrhagie aiguë. Il semblerait que là encore revienne cette notion qui, pour moi, paraît évidente, de l'atténuation de la virulence du pus dans la blennorrhée chronique, expliquant la bénignité relative des contagions qu'il détermine.

Anatomie pathologique — Les lésions de la métrite blennorrhagique n'ont aucun caractère spécifique. Déterminées par l'inoculation blennorrhagique, elles se présentent sur la muqueuse, dans le tissu utérin, avec les mêmes caractères qu'elles ont à la suite de toute autre inoculation. La spécificité de l'affection ne réside pas dans la modification des tissus déterminée par elle, mais bien dans l'élément provocateur de ces modifications.

Aussi ne m'attarderai-je pas à refaire toute l'anatomie pathologique des métrites et me contenterai-je de signaler, en quelques lignes, les formes de métrites, qui sont le plus fréquemment observées à la suite de l'inoculation blennorrhagique.

La muqueuse utérine est le siège primitif de la métrite. C'est elle qui commence la série des accidents. C'est sur elle, que se fait l'inoculation. La muqueuse du col est surtout atteinte. La présence de glandes nombreuses, profondément situées, détermine cette prédisposition.

Ces lésions du col sont essentiellement caractérisées par l'exagération des phénomènes qui se passent à l'état normal. « Les inégalités, les villosités de la muqueuse sont arrivées à leur maximum; les anfractuosités de l'arbre de vie sont beaucoup plus profondes qu'à l'ordinaire, les cavités glandulaires ont des dimensions exagérées ; enfin, la sécrétion du mucus est extrêmement augmentée » (Cornil) il est au début muco-purulent, mais peu à peu, dans la plupart des cas, il devient purulent.

Les glandes situées très profondément, prolongeant leurs culs-de-sac au milieu des fibres musculaires du col utérin, sont augmentées de volume; et contiennent un pus plus ou moins épais, plus ou moins mélangé de mucus glaireux. Lorsqu'on vient à saisir entre les doigts un fragment du col utérin enlevé par le bistouri, on peut, en pressant les glandes, faire sourdre, en assez grande abondance, ce liquide purulent. Si l'on examine le pus ainsi recueilli on trouve, dans le plus grand nombre des cas, le gonocoque de Neisser. Son abondance est variable. Il faudra parfois multiplier les préparations pour le retrouver, dans d'autres cas, au contraire, dès les premières préparations, on le trouvera en abondance. Ces faits ont été mis en lumière par Eraud (de Lyon) qui a poursuivi sur un grand nombre de malades ses recherches intéressantes et a ainsi vérifié ce qu'avait dit Vidal au point de vue clinique, que « ce sont les altérations du col de l'utérus, à l'état chronique, qui donnent le plus de chaudepisses ».

La muqueuse utérine peut ne présenter d'autre altération qu'une coloration plus marquée, une rougeur plus vive, mais souvent aussi elle prend un aspect particulier, tomenteux, irrégulier et dû à la présence à sa surface d'une prolifération végétante exagérée. Elle se hérisse, pour ainsi dire, de véritables végétations et nous retrouvons ici le même processus anatomo-pathologique que nous avons vu, en tout point, déterminé par le virus blennorrhagique c'est-à-dire une tendance à la prolifération. Ces productions fongueuses dilatent le col, se font jour à son orifice, sous forme d'un bourgeon rouge vif, analogue à une framboise qui tendrait à faire issue au dehors, à tissu mollasse, s'écrasant sous le doigt, s'arrachant sous l'ongle, saignant facilement et, disons-le de suite, que l'on a pu confondre, lorsqu'on n'est pas prévenu, avec un épithélioma du col. C'est ce qui est arrivé malheureusement dans nombre de cas où, trop pressés, certains chirurgiens n'ont pas hésité pour une telle lésion à enlever tout l'utérus, alors qu'un examen histologique, fait avant d'intervenir, eut arrêté le couteau trop pressé, ou trop intéressé.

La cavité du col dans ce cas est dilatée et admet le doigt par le toucher. Je dois ajouter que ces lésions sont beaucoup plus fréquentes chez les femmes qui ont eu des enfants que chez les nullipares. La disposition de l'orifice utérin de ces dernières explique cette rareté. Il nous a cependant été donné d'en observer plusieurs exemples.

Sans en revenir aux trois degrés qu'admettait Ricord dans la métrite du col, il est cependant à remarquer que ces lésions, ne se manifestent qu'après une longue durée de l'affection et peuvent être considérées comme un degré avancé de la métrite. Il nous paraît donc plus simple de les regarder comme une phase de l'évolution naturelle de la métrite. Admettre des degrés, semblerait vouloir indiquer des périodes fixes dans la lésion et admettre l'existence de stades constants ; il n'en est pas ainsi. Certaines métrites chroniques peuvent rester indéfiniment à l'état de catarrhe purulent sans amener aucune végétation, aucune fongosité. Il y a là pour elles une manière de réagir, tout à fait différente de ce que l'on trouve chez d'autres malades, où après quelques mois, parfois quelques semaines seulement d'inoculation, l'écoulement s'accompagne de l'apparition de fongosités. Sans vouloir revenir à l'ancienne notion diathésique qui admettait une influence considérable du tempérament, de la diathèse sur la forme de telle ou telle manifestation utérine de la métrite, je ne puis m'empêcher de grouper dans mes observations quelques séries de malades où je trouve réunies les mêmes lésions locales avec les mêmes attributs diathésiques. J'aurai à revenir sur cette question lorsque je parlerai des symptômes.

A côté de la forme fongueuse de l'endométrite cervicale, il faut placer la forme scléreuse. Dans ce cas au lieu de cette exubérance de production, avec dilatation du col utérin, on trouve la muqueuse indurée, plus résistante qu'à l'état normal, criant sous la curette ; dans les cas très avancés, on peut lui voir prendre une teinte grisâtre ; la cavité du col peut être rétrécie (A. Guérin). J'ai pu observer deux cas dans lesquels une atrésie notable du col a bien semblé due à une blennorrhée chronique, atrésie assez résistante pour rendre très difficile la dilatation avec les tiges de laminaire Dans ces cas lorsqu'on vient à sectionner le col, on trouve le tissu résistant, dur et criant sous le bistouri. La muqueuse est adhérente intimement, diminuée d'épaisseur, et lisse dans presque toute son étendue.

Les lésions ne restent pas limitées à la muqueuse dans la grande majorité des cas et, comme l'a dit Rémy, très justement « tout l'organe est malade le plus souvent ».

Le tissu conjonctif est altéré profondément. On y trouve une multiplication abondante de cellules infiltrées entre les fibres du tissu lui-même.

Il se fait une véritable métrite parenchymateuse. Virchow a décrit ces lésions sous le nom d'hyperplasie du tissu fibro-musculaire utérin. Fœrster a cherché à démontrer que cette hyperplasie porte uniquement sur le tissu musculaire. Nœggerath a proposé de substituer à la dénomination de métrite chronique celle de métrite interstitielle diffuse. C'est cette opinion qu'a semblé défendre Gallard lorsqu'il admet que les fibres musculaires ont disparu sous l'envahissement par le tissu conjonctif.

Il semble admis actuellement, et c'est l'opinion de Pozzi, c'est celle que nous partageons, que les altérations de la muqueuse ne tardent pas à se propager, pour ainsi dire, de proche en proche, dans le tissu musculo-fibreux et une véritable métrite parenchymateuse totale succède à toute inflammation du col de quelque durée.

Parfois ces lésions peuvent être partielles par exemple, elles sont parfois restreintes au col et dues à l'épaississement du tissu conjonctif situé sous la muqueuse et entre les faisceaux musculaires. « Dans ce tissu conjonctif on constate souvent des lésions de l'inflammation récente avec des faisceaux de tissu conjonctif épais et des cellules plates interposées. »

De là pour le col un aspect particulier ; dans la plupart des faits, il est augmenté de volume, il devient cylindrique, les lèvres sont augmentées de volume, formant deux véritables bourrelets, faisant pour ainsi dire la moue sous les yeux de l'observateur. L'orifice variable suivant que l'on a affaire à une multipare ou à une nullipare sera plus ou moins bordé d'une surface rouge vif, granuleuse, irrégulière et caractérisant ce que l'on a si justement appelé l'ectropion du col. À ces lésions nous devrions ajouter les érosions, les ulcérations, les kystes ou œufs de Naboth trouvés dans l'épaisseur des lèvres du col, etc. Mais toutes ces lésions ne présentent rien de spécial à la métrite blennorrhagique, ce sont celles que l'on trouve dans toute métrite. Je dirai simplement que la blennorrhagie chronique de l'utérus se présente le plus souvent sous la forme végétante et parenchymateuse.

La séparation, entre la métrite du col et la métrite du corps, à peu près exacte dans nombre de cas au point de vue clinique, est cependant en réalité théorique. Il est extrêmement rare de voir cette division absolument tranchée ; si l'endométrite cervicale est souvent isolée, toute endométrite blennorrhagique du corps utérin a été précédée et est accompagnée d'une métrite du col.

L'existence de l'orifice interne du col rend compte de la possibilité d'une certaine indépendance entre les affections du col et celles du corps.

La propagation du col au corps se fait soit spontanément, et j'ai dit en particulier que l'accouchement en ouvrant largement l'isthme de l'utérus était la cause la plus fréquente de cette propagation, soit par effraction. Dans ce dernier cas le chirurgien est souvent l'auteur involontaire de cette transmission. Il suffit d'un cathétérisme mal fait, ou tout au moins fait sans attention, pour que le cathéter transporte avec lui dans le corps utérin le virus qu'il a entraîné en passant dans le col. De là la nécessité de prendre grand soin, lorsqu'on a à cathétériser un utérus, de vérifier l'état du col utérin et de désinfecter attentivement celui-ci, si l'on y découvre quelque lésion, quelque écoulement pouvant faire craindre une auto-inoculation provoquée.

Dans l'endométrite, nous retrouvons les mêmes lésions dans le corps utérin que nous avons trouvées dans le col. Ici encore, mêmes formes en rapport avec le siège et la nature des lésions. Sur la muqueuse siègera l'endométrite congestive, l'endométrite végétante et fongueuse, l'endométrite scléreuse plus rare ; puis le tissu utérin lui-même sera envahi et l'on aura la métrite interstitielle, parenchymateuse. Et ici encore on peut admettre les trois types, souvent très distincts, mais qui dans le plus grand nombre de cas se confondent et que Wyder a su décrire dans un travail récent. Je me contente de les nommer, il sera facile de les retrouver : *endométrite interstitielle avec atrophie partielle des glandes endométrite glanduleuse, enfin endométrite polypeuse.*

Toutes lésions, je le répète, qui n'empruntent

d'autres caractères particuliers au virus blennorrhagique que d'être déterminées par lui. Elles ne
sont généralement pas isolées et s'accompagnent
presque toujours de lésions pelviennes, soit du
côté des annexes, soit du côté du péritoine pelvien.
Mais je dois, pour être plus clair aussi, consacrer
à ces complications de la métrite une étude particulière. Je tenais à dire ici que la métrite est la
lésion principale, et que toutes celles que j'aurai
à étudier, siégeant dans les organes plus profonds
du système génital féminin, ne seront que des
conséquences de la métrite.

Symptômes et marche de la métrite chronique.

— Malgré toute sa gravité ultérieure
possible, la métrite chronique dans nombre de
cas ne se révèle par aucun symptôme ; la femme
atteinte depuis de longues années, sera parfois complètement ignorante de la lésion qu'elle porte. Elle
aura été contaminée, la lésion utérine aura évo-
lué, aura parfois déterminé des altérations profondes de l'organe sans que le moindre symptôme
soit venu attirer l'attention du côté de l'utérus. Ce
fait, qui n'a pas été suffisamment énoncé est d'une
importance capitale et explique la fréquence considérable des complications survenant subitement, et qu'il eût été facile de prévenir si l'on eût
été averti de l'existence de la métrite. Elle explique aussi le retard qu'apportent les malades à rechercher les soins nécessaires à leur état : et par
suite comment il se fait que nous n'avons presque
jamais à soigner, que des endométrites depuis
longtemps établies et ayant amené des lésions

pour ainsi dire définitives, contre lesquelles les traitements simples n'ont plus d'action.

Dans ces cas, le seul symptôme, auquel du reste, les malades ne prêtent souvent aucune attention, est la leucorrhée. Leucorrhée plus ou moins abondante, parfois peu marquée, intermittente en quelque sorte et qu'un lavage journalier rend inappréciable. Cela se conçoit, le mucus ou le muco pus utérin est adhérent, filant, se détache mal du col utérin ; il s'en suivra que si la production en est peu abondante, il restera adhérent au col formant un long bouchon gélatineux et qu'il ne pourra venir faire issue à la vulve. Détaché seulement par l'injection, il ne s'échappera qu'avec elle et, je le répète, passera par suite inaperçu.

Les règles sont peu modifiées ; parfois un peu d'augmentation dans l'abondance du sang menstruel ; parfois dans l'intervalle des règles quelques gouttes de sang ; quelques douleurs au moment de la période menstruelle ; mais en somme, aucun trouble qui attire suffisamment l'attention pour amener la femme à consulter.

Pendant un temps parfois très prolongé, les choses restent ainsi en l'état, jusqu'au jour où sous l'influence d'une cause adjuvante parfois légère, dans quelques cas plus sérieuse, telle qu'un voyage prolongé, quelques excès de coït, et dans la plupart des cas, un accouchement, surviennent des symptômes plus marqués.

L'état général de la malade est modifié. Je ne ferai qu'énumérer tous les troubles nerveux que l'on a signalés, et que l'on retrouve dans toute métrite, quelle qu'en ait été l'origine. Névralgies intercostales, faciales, et plus fréquemment névralgies ilio-lombaires. La malade devient impressionnable, nerveuse, dit-on généralement. « En explorant la sensibilité d'une femme atteinte d'une métrite, on trouve presque toujours, chez elle, des troubles profonds dans les fonctions des principaux sens. Elle peut avoir perdu l'odorat qui, par contre, se montre parfois chez elle d'une impressionabilité excessive. Dans d'autres cas, elle a des troubles de la vue, du daltonisme, voire même de l'amaurose passagère, ou bien c'est une altération du sens du goût que l'on observe, laquelle peut déterminer, comme chez les femmes enceintes, des appétits bizarres, des répugnances invincibles pour certains aliments, jusqu'alors acceptés avec plaisir. Mais c'est principalement la sensibilité générale qui est modifiée. Si on l'explore avec soin, l'on constatera des points d'anesthésie quelquefois sur la moitié du corps et des points d'hyperesthésie. »

A ces phénomènes nerveux s'ajoutent des troubles du côté de la circulation, des palpitations du cœur, des battements des artères, des tendances aux syncopes. Le sang lui-même peut être altéré, il se fait une véritable déglobulisation ; aussi les symptômes de la chlorose, de l'anémie se dessinent bientôt et la malade prend un aspect spécial, presque caractéristique et que les cliniciens connaissent bien sous le nom de facies utérin. A ces troubles s'en joignent d'autres plus graves, le ténesme vésical, véritable supplice dans certains cas ; Martineau a signalé la vésanie, des hallucinations, etc.

Tous ces symptômes peuvent être isolés ou

combinés ; ils sont les seuls qu'accuse la malade. Je les ai énumérés, parce qu'ils doivent attirer l'attention du médecin et l'engager à faire un examen complet et à examiner l'utérus, alors même que la malade ne songera à accuser de ce côté aucun trouble spécial.

Il n'en sera cependant pas toujours ainsi, et des phénomènes locaux pourront se montrer, dès le début, variables dans leur intensité. Je dois cependant dire que dans la grande majorité des cas la métrite blennorrhagique en particulier, même avec des lésions très accentuées du côté de l'utérus évolue sans donner lieu à aucuns symptômes bien marqués. Lorsqu'ils existent, ils se montrent sous forme de douleurs au niveau du bas-ventre, siégeant surtout sur la ligne médiane au-dessus du pubis. Les douleurs sont irrégulières, reviennent par crises. Elles se montrent après la fatigue, la marche prolongée, le séjour en voiture, en chemin de fer. Elles s'accompagnent très souvent d'une sensation de pesanteur, de plénitude, d'embarras dans le bassin, rendant la marche pénible, parfois même impossible. Ces douleurs s'exaspèrent au moment des règles et surtout dans les jours qui précèdent leur apparition. Elles peuvent alors prendre une intensité telle, qu'elles forcent la malade à garder le lit. La marche devient impossible, le mouvement de la voiture rend les souffrances plus grandes encore. Les douleurs ne restent pas alors localisées au niveau du bas-ventre, elles occupent les régions lombaires, s'irradient vers les flancs et peuvent, dans quelques cas, devenir véritablement intolérables. Elles s'étendent sous forme de véritables trajets névralgiques, soit le long de l'arcade crurale ayant leur maximum d'intensité, à la pression, au niveau de l'épine iliaque antéro-supérieure, de l'épine du pubis. Dans d'autres cas elles se dirigent vers la région externe de la cuisse, pouvant descendre jusqu'au genou

Ces douleurs, exaspérées avant l'apparition des règles, cessent souvent, dès leur apparition, que les malades attendent avec impatience. Ce point a été bien étudié par Siredey et par son élève Le Bailly, dans sa thèse inaugurale.

Les fonctions utérines sont profondément modifiées. Tous les troubles ont été observés, la suppression des règles, l'irrégularité, l'hémorragie continue.

Dans la plupart des cas, on remarque une plus grande fréquence de l'époque menstruelle. Celle-ci se trouve avancée de quatre, cinq jours, parfois davantage. Le sang, qui s'écoule d'abord en petite quantité, devient bientôt plus abondant et de véritables hémorragies peuvent se montrer. Elles durent un temps variable. 8 à 10 jours, parfois plus encore.

Dans un cas grave de métrite blennorrhagique que j'ai eu sous les yeux dans mon service, la malade a succombé à ces hémorragies. Cette fille, très indisciplinée ne voulait supporter aucun traitement, j'ai dû, à plusieurs reprises, après dilatation et curettage tamponner l'utérus, sans pouvoir obtenir qu'elle conservât son pansement. Elle le retirait elle-même et succomba en quelques jours à l'abondance de ses hémorragies.

Les pertes de sang répétées amènent les malades à un état d'anémie profond, et doivent déterminer le chirurgien à agir énergiquement et rapidement.

Dans l'intervalle des pertes sanguines, la malade se plaint de leucorrhée, de flueurs blanches, plus ou moins abondantes. Celles-ci sont constituées par du mucus filant, dans lequel on retrouve de longues traînées de pus. Ce mucus que l'on peut reconnaître au spéculum surtout, reste adhérent à l'orifice utérin dans les premières périodes de la métrite et chez les femmes qui n'ont pas eu d'enfants, mais lorsque la métrite dure depuis un long temps, le mucus se trouve en quantité moindre, relativement il est en grande partie remplacé par du pus plus liquide, plus fluide. Dès lors, quand on examine le col utérin on voit, de son orifice s'échapper un liquide crémeux, jaune, verdâtre, qui s'écoule en bavant sur la lèvre postérieure. Il devient facile de le détacher et on peut voir qu'il ne doit sa consistance qu'au mucus qui est encore mêlé au pus sécrété en abondance. Ce liquide tache le linge en jaune verdâtre, très souvent ce sont ces taches qui effraient les malades et les déterminent à venir demander conseil. L'abondance de l'écoulement muco-purulent est variable suivant les malades, suivant aussi les moments. Ainsi dans les jours qui précédent l'apparition des règles on voit cet écoulement augmenter, de même dans les jours qui les suivent, il semblerait qu'à ce moment la congestion utérine détermine une hypersécrétion du mucus et par suite que celui-ci, en s'échappant des glandes, entraîne avec lui une plus grande quantité de pus.

Tous ces phénomènes fonctionnels de la métrite blennorrhagique, quoique fréquents, ne sont pas constants et j'ai pu, chez nombre de femmes, qui ne se plaignaient d'aucun trouble, révéler l'existence de la métrite blennorrhagique, alors que rien ne pouvait faire songer à son existence. C'est qu'en effet, ainsi que je l'ai déjà dit, la caractéristique de la métrite blennorrhagique est de s'installer sournoisement, de ne donner lieu ni au moment de son apparition, ni plus tard à aucun trouble dans les fonctions utérines. Elle représente volontiers ce qui est pour l'homme « la goutte militaire » qui, pendant des années, parfois toute l'existence, se maintient identique, sans déterminer, ni douleurs, ni troubles dans les fonctions uréthrales. Aussi est-ce avec juste raison que les Anglais l'ont appelée dans ces cas « Gleet », goutte militaire utérine.

Aussi chez une femme qui a pu contracter la blennorrhagie, qui se plaint de quelque leucorrhée, ou de lésions vulvaires, doit-on toujours attentivement examiner l'utérus. Ce n'est que l'examen direct qui permettra de reconnaître la lésion et qui pourra, dans un nombre de cas, beaucoup plus considérables qu'on ne se l'imagine, révéler une blennorrhagie que rien ne pouvait faire supposer.

Symptômes de la métrite. — Dans l'*endométrite cervicale*, le col varie suivant que la femme n'a pas eu d'enfants ou qu'elle est multipare.

Dans le premier cas il conserve sa forme conique, il est parfois un peu plus rouge qu'à l'état normal, et peut exceptionnellement présenter une teinte très foncée.

Je ne parle pas ici de cas où il existe de la blennorrhagie de la surface vaginale du col utérin, que j'ai étudiée au début de ce chapitre sous le nom de *cervicite*.

L'orifice est légèrement boursouflé, mais conserve sa forme circulaire ; le plus souvent bordé d'un liseré de 3 à 4 millimètres d'un rouge plus vif et tenant à ce que la muqueuse gonflée vient le border et s'y introduire pour ainsi dire. Enfin par cet orifice au lieu du mucus filant, adhérent, parfois impossible à détacher, transparent que l'on rencontre dans la métrite vulgaire, on trouve un liquide épais, jaune verdâtre, filant aussi, mais d'une consistance beaucoup moins grande qui, parfois, peut prendre l'aspect du pus crêmeux, mélangé d'une certaine quantité de mucus. La consistance du col est la même dans presque toute son étendue, sauf au niveau de l'orifice, au niveau duquel on perçoit un léger degré de ramollissement.

Le col reste ainsi pendant de longs mois ; si aucun traitement n'est intervenu, on peut constater des alternatives d'augmentation et de diminution dans l'abondance de l'écoulement. Celui-ci peut être en quelque sorte intermittent. Le pus prend des caractères plus marqués et inversement la quantité de mucus qui s'y trouve mêlée tend à diminuer. Enfin le col lui-même peut se modifier, il devient plus volumineux, plus rénitent ; l'orifice est légèrement entr'ouvert et la bordure muqueuse devient un véritable bourrelet, parfois même peut donner lieu à de l'ectropion. L'endométrite s'étend en profondeur et on peut trouver le col augmenté de volume, allongé dans certains cas ; j'ai eu l'occasion d'enlever un col utérin dont l'allongement était tel qu'il venait faire saillie à la vulve, qu'il dépassait de plus de 2 centimètres. Le col intra-vaginal avait plus de 6 centimètres de longueur. Les lésions étaient celles d'une blennorrhagie relativement récente, dont l'étiologie et l'évolution ne pouvaient laisser de doute. Le mari de la malade était atteint de blennorrhagie devenue chronique et pendant la période subaiguë avait contaminé sa femme, laquelle outre son endométrite cervicale hypertrophique présentait une uréthrite et une prouréthrite caractéristiques.

L'accouchement donne au col blennorrhagique des caractères tout particuliers. — Il semblerait ainsi que nous l'avons dit, du reste, qu'il se fait au moment de l'accouchement une véritable auto-inoculation de tout le tissu du col utérin. La blennorrhagie dans la muqueuse cervicale par la multiparité s'étend et une généralisation rapide se fait au moment de l'accouchement. — On a pu, avec raison, pour rappeler ces modifications presque caractéristiques et que l'on rencontre très fréquemment, créer, pour les désigner, le nom de *métrites puerpéro-gonorrhéiques* afin de bien montrer leur origine et indiquer leur nature.

L'utérus semble sous l'influence de la blennorrhagie subir un retard notable dans son involution. Le corps utérin reste volumineux, parfois d'un volume qui peut atteindre celui du poing.

Le col reste largement béant. Les lèvres en sont boursouflées, épaisses, irrégulières, présentant sur ses parties latérales les incisures sur lesquelles, avec juste raison, Emmet a tant insisté. Ces incisures vont permettre aux lèvres de se relever, et laisseront à découvert, en contact avec toutes les inoculations, la muqueuse du col. Celle-ci prend une teinte rouge vif, se recouvre d'un muco-pus épais, s'écoulant parfois en abondance. La surface de la muqueuse se hérisse de bourgeons fongueux, saignant facilement, au moindre contact, qui peu à peu remplissent toute la cavité du col et souvent alors se continuent avec des fongosités semblables existant dans la cavité du corps, ou s'y propagent s'il n'en existait pas. Ces cols volumineux que l'on a comparés au groin du porc, au museau du tapir sont dans la grande majorité des cas dus à la combinaison de l'infection mixte, puerpéralité et blennorrhagie.

Il faut ajouter en effet que la présence d'un germe pathogène favorise souvent le développement d'une autre espèce de microbe. « Ainsi les femmes atteintes de métrite blennorrhagique, sont facilement atteintes par l'infection septique plus ou moins atténuée, par les staphylocoques ou les streptocoques, ou encore par les bacilles de la tuberculose. Il y a là ce qu'on pourrait appeler des infections conjuguées ou combinées. C'est ainsi que les lésions pneumoniques transforment les poumons en un terrain favorable à l'invasion et au développement des bacilles de Koch. » (Pozzi, *Gaz. hebd.*, 1890.)

Cette influence de l'accouchement est considé-

rable et souvent tous les symptômes de la métrite n'apparaissent qu'à ce moment — blennorrhagique pure, elle restait latente, atténuée —
l'accouchement est l'occasion d'une nouvelle inoculation, favorisée ainsi que nous venons de le
voir par l'infection antérieure, et celle-ci vient
par ses symptômes plus accentués, démontrer
l'existence de la métrite blennorrhagique pré-
existante.

L'évolution de la métrite prend dès lors une
marche plus rapide. Les phénomènes de douleur
sont plus marqués, la leucorrhée devient plus abondante, les pertes sanguines plus fréquentes. Une
irrégularité dans le retour de couche, est souvent
le premier symptôme qui révèle l'affection utérine;
dès ce moment, parfois deux, trois mois après
l'accouchement, on peut constater que le col utérin
n'est pas revenu sur lui-même. qu'il a conservé
son énorme volume, sa consistance mollasse et
que déjà sa cavité est remplie de fongosités plus
ou moins saignantes.

Cette forme mixte de la métrite blennorrhagique est extrèmement tenace, et si un traitement
énergique n'intervient pas, elle persiste pour
ainsi dire indéfiniment, sans amener de grands
changements du côté du col lui-même, mais ayant
grande tendance à se propager du côté du corps
utérin, si la métrite du corps ne s'était pas dé-
veloppée simultanément, et du côté des annexes
où l'on peut trouver ainsi que je le dirai plus loin
des lésions qui tiennent aussi bien à l'infection
blennorrhagique qu'à l'infection streptococcique,
suite de puerpéralité.

L'endométrite blennorrhagique du corps utérin est beaucoup moins fréquente que l'endométrite cervicale chez les nullipares ; elle est, pour ainsi dire, exclusivement l'apanage des femmes ayant eu un ou plusieurs enfants. Elle se manifeste presque immédiatement après l'accouchement et ses symptômes sont ceux d'un arrêt dans la subinvolution utérine.

Elle peut présenter trois degrés qui souvent se confondent sinon au début, tout au moins pendant le cours de l'évolution de la métrite.

La *forme purulente simple* se révélant par un écoulement de pus plus ou moins abondant, qui se différencie du pus cervical en ce qu'il n'est plus mélangé de ce mucus épais, filant et consistant caractéristique des glandes du col utérin. La muqueuse est augmentée de volume, mais ne présente pas de saillies irrégulières, anormales. Les hémorragies ne se montrent pas dans cette forme et les règles peuvent être irrégulières, parfois supprimées, ce qui est exceptionnel, mais ne se transforment pas en pertes dangereuses et abondantes comme cela se produit dans la forme suivante.

La *métrite granuleuse, fongueuse* est caractérisée par l'existence, à la surface de la muqueuse du corps utérin, de granulations exubérantes, de fongosités mollasses, saignant facilement, et occupant presque toute l'étendue de la surface interne de l'utérus. Ces fongosités d'un volume variable suivant la durée de l'affection, suivant peut-être aussi, l'état constitutionnel de la malade, donnent lieu à des hémorragies profuses, plus ou moins abondantes. Les règles deviennent beaucoup plus fréquentes et souvent se prolongent d'une façon inquiétante. Les malades voient leurs règles durer 8, 10, 15 jours, puis cesser pendant un jour ou deux, pour reprendre ensuite avec une nouvelle intensité.

Dans d'autres circonstances, c'est un écoulement de sang presque continu, ne variant que par son abondance chaque jour, tantôt donnant à peine quelques taches sur le linge pendant un jour, tantôt au contraire beaucoup plus abondant. C'est dans ce cas que les malades ont une expression bien significative, en disant « qu'elles sont toujours dans le sang ». On conçoit l'importance qu'il y aura à remédier le plus rapidement possible à cet état fâcheux, et comment ces pertes continuelles peuvent faire courir un véritable danger aux malades qui en sont atteintes.

Le troisième degré de la métrite du corps utérin que l'on pourrait presque ne pas considérer comme tel, mais bien comme une conséquence des deux formes précédentes, constitue la *métrite parenchymateuse, interstitielle*. Celle-ci peut accompagner l'une ou l'autre des deux formes précédentes, se montrant aussi bien dans l'une que dans l'autre. Elle n'existe pas à l'état isolé, c'est-à-dire que l'endométrite a toujours précédé pendant un temps plus ou moins long l'apparition de la métrite elle-même. Celle-ci se manifeste par des signes physiques qu'il faut savoir reconnaître, bien plutôt que par des symptômes objectifs. Le corps de l'utérus est augmenté de volume, parfois très considérable. Il a conservé sa forme normale, mais a doublé ou triplé dans toutes ses dimensions. Dans d'autres cas, il pourra présenter des modifications très notables. Cet énorme utérus a sous l'influence d'un retard dans son involution, ou parfois à la suite seulement d'une irritation chronique, perdu sa consistance, il reste plus mou, plus flasque et peut se déformer. Tantôt il se fléchira en arrière et se mettra en rétroflexion, déformation des plus fréquentes et des plus pénibles, qui accompagnée de la métrite peut donner lieu à des symptômes de rétention purulente dans la cavité utérine qui souvent deviendront extrèmement périlleux si l'on n'y remédie ; tantôt il se fléchira en avant, en donnant lieu à tous les symptômes de l'antéflexion dont les plus pénibles seront, dans la majeure partie des cas, des phénomènes vésicaux, besoins impérieux d'uriner, besoins fréquents, ténesme vésical, etc. Ces déformations sont d'autant plus facilement produites que ces métrites du corps ont été, comme je l'ai dit, presque toujours précédées d'un accouchement et par suite que les ligaments suspenseurs de l'utérus permettent alors beaucoup plus aisément, une déformation qui ne se pourrait faire, s'ils ne présentaient une laxité, plus ou moins considérable.

Diagnostic de la métrite blennorrhagique. — Le diagnostic de la métrite se fera presque exclusivement par le toucher ; le spéculum devrait être pour ainsi dire réservé au seul traitement.

Le toucher devra être associé au palper abdominal. Avant de le pratiquer il faudra toujours avoir soin de rendre le vagin antiseptique ;

et pour cela faire, il suffira, dans la plupart des cas, de laver sa cavité avec un courant abondant de liquide antiseptique ; la solution de sublimé à 1 pour 1000, m'a toujours paru le meilleur antiseptique, et je l'ai déjà dit, ne m'a jamais donné aucun accident. Ce *lavage* du vagin ne sera pas une simple injection, comme on le recommande souvent : ce sera un véritable lavage. La malade étant dans le décubitus dorsal, ou mieux encore dans la situation de la taille, il faudra pendant l'écoulement du liquide dans le vagin, introduire un ou deux doigts de la main et frotter vigoureusement avec ces deux doigts les parois vaginales et le col utérin, de façon à ce que l'on puisse faire l'examen complet de l'utérus et aussi des annexes, sans crainte d'inoculer la muqueuse du corps utérin, dans les cas de métrite du col si facilement inoculable. Je n'insiste pas sur la nécessité, pour le chirurgien d'avoir le doigt aseptique, et d'éviter ainsi les accidents qui, malheureusement, se sont autrefois produits ; dans lesquels une malade succombait d'accidents septiques, à la suite d'un simple toucher vaginal fait par un chirurgien, dont le doigt était malpropre.

Le toucher se fera avec un doigt, ou deux doigts suivant les dimensions du vagin que l'on doit parcourir, suivant aussi la longueur des doigts du chirurgien. Lorsque ceux-ci sont trop courts il vaut mieux introduire deux doigts, ce qui permet ainsi d'explorer plus profondément les régions latérales de l'utérus.

On devra trouver immédiatement le col ; s'il était trop haut situé pour l'explorer dans toute son étendue, il suffirait avec la main appliquée au-dessus du pubis d'appuyer un peu sur le sommet du corps utérin pour abaisser l'organe et le rendre ainsi accessible dans toute son étendue.

Dès que l'on a atteint le col on doit se rendre compte de la mobilité de l'utérus, il suffit pour cela de saisir, entre le doigt intra-vaginal et la main qui palpe l'abdomen l'utérus tout entier et d'imprimer des mouvements de bascule qui seront ou limités ou étendus suivant que l'utérus sera fixe ou mobile. De même il sera facile de se rendre compte, s'il s'abaisse plus ou moins facilement, ce qui peut être d'une certaine importance au point de vue du traitement ultérieur.

Lorsque l'on a ainsi constaté la mobilité de l'utérus, il faut rechercher quelle est sa situation, ce qui sera, en général, facile d'après la situation du col dans le vagin. L'orifice de celui-ci regarde en arrière dans l'antéversion, en avant dans la rétroversion.

Dans le premier cas, on sent la face antérieure du corps utérin qui occupe le cul-de-sac antérieur, nullement divisée en deux par un sillon transversal à l'union du col et du corps comme dans l'antéflexion.

Dans le second, on trouve la surface postérieure du corps doublant le cul-de-sac postérieur et se continuant sans ligne de démarcation avec la face postérieure du col. En appuyant un peu avec la main située sur l'abdomen on peut très facilement explorer, dans l'un et l'autre cas, l'une et l'autre face de l'utérus dans toute son étendue.

Ces indications étaient utiles à donner, car elles servent à reconnaître deux déformations utérines qui, dans la blennorrhagie utérine, jouent un rôle considérable, au point de vue de la symptomatologie, comme du reste dans toute métrite. Je veux parler de l'antéflexion et de la rétroflexion. J'ai signalé leur fréquence dans la blennorrhagie utérine, je devrais dire qu'elles peuvent exister dans toute métrite ; c'est pour cela que je n'ai pas insisté sur leur symptomatologie, ni sur leur importance pronostique. J'aurai à reparler de ce dernier point en parlant du pronostic en général de la blennorrhagie utérine. Elles se reconnaîtront facilement dans la plupart des cas ; mais elles peuvent aussi souvent donner lieu à de graves erreurs de diagnostic, qu'il est parfois presque impossible d'éviter. C'est ainsi qu'on peut les prendre pour une hématocèle, pour un corps fibreux, pour une salpingite, et inversement chacune de ces affections a pu être prise pour le corps utérin dévié.

Afin d'éviter l'erreur, il faut, avec grand soin, s'étudier à savoir reconnaître avec le doigt l'utérus tout entier, il faut savoir le suivre dans toute son étendue, et pour cela, s'aider du palper, ainsi que je ne saurais trop le répéter.

Lorsque l'on a affaire à une antéflexion, le doigt vaginal, sent en suivant le col un sillon assez marqué mais peu profond séparant la surface du col, de la face antérieure de l'utérus située dans le cul-de-sac antérieur. Celle-ci est libre, régulière, et surtout lorsque l'on vient à imprimer un mouvement de totalité à l'utérus, mouvement de bascule ou mouvement de sonnette, on sent le corps utérin se maintenir dans sa situation relative par rapport au col et s'élever à mesure que celui-ci se redresse. Les mêmes signes sont fournis par le toucher pour le diagnostic de la rétroflexion. Seulement c'est dans le cul-de-sac postérieur que le .doigt recherche le corps utérin. Dans ce cas encore il sera bon d'ajouter les renseignements que peut fournir le toucher rectal, qui permet dans certains cas de remonter au-dessus du bord supérieur de l'utérus et de constater sans hésitation que la saillie considérable en apparence, que l'on sent dans le rectum, est bien constituée par le corps utérin en rétroflexion.

Je ne veux pas insister ici sur la nécessité d'explorer les annexes j'aurai à y revenir. Cependant je dois dire de suite que si l'on a soin, chez toutes les femmes atteintes de métrites même légères de rechercher les annexes, on sera surpris de voir, combien souvent il existe des lésions, alors même que les malades ne se plaignent d'aucune douleur, d'aucun trouble. Si je signale le fait ici, c'est que je tiens à montrer par quelle série de recherches doit passer, pour être complet, un examen des organes génitaux de la femme.

Lorsque grâce au toucher, on aura ainsi les notions nécessaires sur la mobilité utérine, la situation, la forme, l'état des annexes, on recherchera quel est le volume de la matrice. Avec un peu d'habitude, le toucher associé au palper permettra, dans la plupart des cas, d'avoir des notions très suffisantes. Le doigt introduit dans le vagin immobilisera, en le relevant, l'utérus tout entier ; il prendra point d'appui sur l'orifice utérin et pendant ce temps la main placée sur l'abdomen recherche et saisit sous la pulpe des doigts le bord supérieur de l'utérus. Il est facile, je le répète, de mesurer par la pensée avec assez de précision, la distance qui sépare le doigt vaginal des doigts abdominaux.

L'épaisseur de l'utérus sera appréciée différemment. On pourra s'il est très mobile, et surtout si la paroi abdominale est très mince, et surtout très souple, pincer l'organe avec la main qui palpe l'abdomen, pendant qu'il est soutenu par le doigt vaginal, on pourra ainsi apprécier l'épaisseur qu'il présente. Si ce mode d'exploration est rendu impossible par l'épaisseur des parois abdominales, il sera nécessaire d'employer le procédé qui consistera à faire basculer en avant (s'il n'y a pas de rétroversion ou de rétroflexion dans lequel cas il faudrait faire basculer en arrière) l'utérus de façon à ce que les pulpes des doigts abdominaux puissent sentir la face postérieure du corps utérin, pendant que le doigt vaginal s'appuie sur la face antérieure du corps alors accessible par le cul-de-sac antérieur ; on conçoit qu'il est facile ainsi de se rendre compte de la distance comprise entre l'une et l'autre face ce qui donne le volume, en épaisseur du corps utérin. C'est du reste le même procédé, qui permet de reconnaître la présence d'un corps fibreux dans les parois utérines. Enfin le volume de l'utérus sera plus exactement donné encore par le cathétérisme utérin, que l'on peut faire sans spéculum, en prenant comme conducteur le doigt vaginal pendant que la main gauche le fait pénétrer dans l'utérus. Ce cathétérisme peut être fait avec une simple bougie en gomme, il suflira de marquer avec une pince à crémaillère le point qui correspond à l'orifice utérin, quand la bougie ne peut plus pénétrer dans l'utérus et de mesurer la longueur entre ce point et l'extrémité de la bougie, pour avoir la profondeur de l'utérus.

Dans nombre de cas, il pourra être utile de faire ce cathétérisme avec le spéculum, je n'ai pas besoin d'ajouter qu'il faut encore redoubler de précautions antiseptiques, lorsqu'on introduit un instrument quelconque dans la cavité utérine.

Le toucher permet aussi de reconnaître la forme, la consistance du col utérin, le volume, l'état de l'orifice, l'ectropion, l'état des lèvres. Au doigt il est, avec l'habitude, possible de reconnaître la sensation différente que donne la muqueuse intra-utérine et la muqueuse vaginale du col. Du reste cet aspect du col pourra être contrôlé par la vue et le spéculum permettra, si l'on n'est pas suffisamment expérimenté, de compléter le diagnostic.

On pourra reconnaître le volume, la forme, les lésions du col utérin, et à ces notions que, je le répète, le toucher dans la plupart des cas suffit à donner, on pourra ajouter celle de la couleur de la muqueuse.

Le diagnostic étiologique ne sera malheureusement pas toujours facile à établir. La métrite blennorrhagique se révèle par des phénomènes morbides peu accusés et, comme je l'ai dit, on la découvrira seulement en la cherchant de parti pris.

Lorsqu'elle est isolée, elle ne donne lieu à aucun signe qui attire l'attention. Quelquefois à peine quelques flueurs blanches venues subitement. C'est par l'examen des organes génitaux externes souvent qu'on sera conduit à examiner l'utérus. Ceux-ci présenteront des lésions d'uréthrite, de vaginite plus souvent d'uréthrite, celle-ci datant d'une époque plus ou moins éloignée, et ayant par elle-même passé inaperçue. Dans les commémoratifs la malade pourra signaler l'existence d'une vaginite ayant duré pendant un temps variable, ayant été traitée, ou simplement ayant d'elle-même disparu. Il faut savoir aussi que la métrite blennorrhagique est beaucoup plus fréquente qu'on ne saurait le supposer chez les jeunes femmes, mariées récemment. La vaginite a été mise sur le compte des premiers rapprochements sexuels ; mais souvent elle n'a pas existé et l'inoculation s'est faite directement sur le col utérin.

La confrontation avec le mari pourra rendre les plus grands services au point de vue du diagnostic. Il sera fréquent dans nombre de cas, où l'étiologie d'une métrite en apparence simple, paraissait incertaine, de retrouver chez le mari une gonorrhée chronique, qui permet de rattacher à sa véritable cause, la métrite trouvée chez la femme.

Enfin l'évolution latente prolongée, l'absence de tous symptômes généraux, la bénignité relative des symptômes fonctionnels relativement aux lésions avancées de l'utérus, permettront de faire le diagnostic étiologique. Celui-ci sera évident lorsqu'on trouvera chez le mari une gonorrhée aiguë ou chronique surtout, ou que d'autres localisations de la blennorrhagie se trouveront chez la malade.

A côté du diagnostic clinique, celui que j'ai cherché à montrer possible dans nombre le cas, il reste un diagnostic scientifique en quelque sorte ; la recherche du gonocoque dans le muco-pus du col utérin permettra de déceler la nature de l'affection. Cette recherche devra être faite dans tous les cas où elle sera possible et viendra donner une preuve certaine de la nature de la métrite.

Pronostic de la métrite blennorrhagique.— Le pronostic de la métrite blennorrhagique est peu grave par lui-même. J'ai dit, à plusieurs reprises, que ces symptômes étaient pour ainsi dire nuls, que les femmes ignoraient même souvent l'affection dont elles étaient atteintes : c'est dire que souvent la blennorrhagie utérine peut exister pendant de longues années, peut-être même souvent, car nombreuses doivent être celles qui sont toujours ignorées, pendant toute la vie, sans s'aggraver, sans amener aucun trouble dans la santé générale. Sauf les cas exceptionnels où les hémorragies deviennent graves par leur abondance et leur répétition, les métrites sont d'ordinaire bénignes, quoique n'ayant pas de tendance à la guérison spontanée. Celle-ci est, en effet, une exception. La femme atteinte de blennorrhagie chronique peut se croire guérie, se croire sans danger pour l'homme qui a des rapports avec elle, peut même l'être réellement pendant un certain temps, puis sous une influence accidentelle voir de nouveau survenir de la leucorrhée, quelques douleurs et par suite, devenir de nouveau dangereuse pour qui s'expose à son contact. La gonorrhée féminine procède comme la gonorrhée masculine. La goutte militaire peut disparaître pendant quelque temps, puis reparaître, prendre même une marche subaiguë, pour disparaître de nouveau, sans que pour cela le malade puisse se considérer comme complètement guéri et sans cesser d'être un danger pour les femmes qu'il peut contagionner. Il en est de même pour la femme, et les observations sont nombreuses qui en font foi.

Rollet a dit que les femmes, atteintes de cette affection, avaient une grande propension pour les rapprochements sexuels ; Martineau a souvent interrogé ses malades à ce sujet, et n'a pu obtenir une réponse satisfaisante.

Le pronostic s'aggrave pour la femme lorsque surviennent des complications. Celles-ci se feront ou par propagation spontanée en quelque sorte ou par propagation provoquée. Dans le second cas, presque toujours c'est l'accouchement qui sera l'origine de ces propagations et Nœggerath prétend que chez les femmes gonorrhéiques, l'accouchement est suivi d'endométrite et de périmétrite dans la proportion de 75 0/0. Pozzi ne croit pas cette proportion exagérée. Les métrites si fréquentes des prostituées sont dues probablement à cette même cause, bien plutôt qu'au coït trop répété, surtout si l'on fait intervenir les fausses couches si souvent méconnues, et si fréquentes chez les femmes qui commencent à s'adonner à la débauche. Les phénomènes s'accentuent, s'aggravent et à la blennorrhagie simple succède l'infection puerpéro-gonorrhéique. Dès ce moment les lésions dépassent le col, atteignent le corps et très rapidement se montrent les lésions des annexes et tous leurs dangers.

Il est encore sur cette question, un point qu'il nous reste à signaler, au point de vue du pronostic, non pour la femme elle-même, mais pour l'enfant pendant l'accouchement. Il est exposé à l'ophtalmie, à l'ophtalmie purulente et à toutes ses complications. Il n'est pas rare de voir ainsi des ophtalmies survenir, que l'on met sur le compte d'une conjonctivite simple et qui sont très certainement dues à une inoculation blennorrhagique, souvent que l'on ne peut soupçonner par le fait même de l'absence de tout symptôme antérieur présenté par la mère, qui aurait pu faire croire à une gonorrhée possible. Cette ophtalmie de l'enfant est parfois le premier signe qui doive attirer l'attention et amener le chirurgien à soigner la mère après son accouchement, avec plus d'attention, de façon à la mettre à l'abri de toute infection mixte à laquelle elle est prédisposée, ainsi que je l'ai dit.

L'affection dont est atteint son enfant révèle la gonorrhée de la mère, et doit entraîner à faire rapidement un traitement attentif.

Traitement de la blennorrhagie utérine. — Le traitement de la blennorrhagie utérine sera radical où il ne sera pas, pourrait-on dire. D'après ce que j'ai cherché à montrer dans tout ce chapitre, on a pu se convaincre de ce fait, que la métrite latente, n'en existe pas moins, et qu'elle expose les malades qui en sont atteintes à toutes les complications les plus graves ; que cette métrite peut sembler guérie pendant de longues semaines, pour se réveiller de loin en loin, avec des aggra-

vations progressives plus ou moins marquées, enfin qu'elle entraîne pour la même cause chez
l'enfant pendant et après l'accouchement, des complications redoutables desquelles on ne saurait
trop attentivement se mettre à l'abri.

Dans les débuts, lorsqu'on n'a affaire qu'à une lésion superficielle du col, lorsqu'on assiste à l'origine même de la métrite, on pourra se contenter
d'un traitement simple, j'entends par là que des
topiques, des applications locales, des pansements
répétés pourront amener la guérison, c'est-à-dire
réaliser la désinfection du col utérin. Mais il
n'en sera pas de même (et j'ai dit que c'était presque toujours en présence de ces cas que l'on se
trouvait) lorsque la blennorrhagie est depuis de
longs mois installée dans la muqueuse du col, que
les glandes sont envahies, infiltrées de gonocoques et de pus, enfin que toute la muqueuse elle-
même est envahie. Le traitement pour être effectif doit être plus énergique, plus radical, et dans
ces cas il faut avoir recours aux moyens chirurgicaux.

Quel est le traitement local à employer dans la
blennorrhagie utérine au début? Il serait long d'é-
numérer tout ce qui a été proposé et disons-le,
qui a presque toujours réussi à cette période. Il
suffira de désinfecter la muqueuse du col utérin
pour obtenir une guérison et une guérison assez
rapide. Celle-ci est facilement accessible aux divers agents qu'on peut mettre en usage et laisser
en contact, même prolongé, avec elle.

Il faudra, nécessairement, maintenir l'asepsie vaginale. Tout traitement de l'endométrite cervicale

s'accompagnera naturellement d'une thérapeutique vaginale attentive. Sans cette précaution, on se verrait exposé à des réinoculations par le pus sécrété ou séjournant dans le vagin. Tout traitement de l'endométrite cervicale devra s'accompagner de tamponnement vaginal. Ce tamponnement succédant à un lavage complet fait ainsi que je l'ai indiqué, sera fait avec des tampons d'ouate stérilisée simplement, ou mieux encore, avec des tampons d'ouate iodoformée. Ce tamponnement sera le complément obligé, indispensable de tout pansement utérin.

Par le traitement, on se propose d'agir sur l'élément infectieux ayant envahi la muqueuse, mais il devra aussi avoir pour but de diminuer l'état congestif de tout le col utérin, de « dégager », ainsi qu'on le disait autrefois, le tissu utérin lui-même.

Pour désinfecter la muqueuse utérine, on devra chaque jour faire un lavage attentif de la cavité cervicale, pour cela, il suffira de nettoyer avec un pinceau de coton, porté au bout d'une pince la muqueuse elle-même, puis de passer à plusieurs reprises, avec rudesse même, ce pinceau trempé dans une solution antiseptique assez forte : soit de sublimé à 1 0/00 ce qui, dans nombre de cas, m'a donné les meilleurs résultats, soit de glycérine créosotée 3/10, soit de perchlorure de fer, soit de permanganate de potasse à 2 0/0, soit d'ichthyol, soit suivant la méthode autrefois employée, de teinture d'iode, etc. Tous ces moyens ont donné, je le répète, d'excellents résultats et dans les cas simples, ont suffi à amener une guérison assez rapide. Dans les cas plus anciens il sera bon d'avoir recours au chlorure de zinc au dixième, enfin il pourra être bon de laisser à demeure en contact plus prolongé avec la muqueuse des caustiques solides. C'est ainsi que Trélat n'hésitait pas à conseiller de laisser dans le col utérin un crayon de nitrate d'argent, et que depuis lui, on a bien souvent recommandé l'usage des crayons médicamenteux. Ceux-ci contiendront soit du sublimé, soit du nitrate d'argent, soit de l'iodoforme ; mais disons-le de suite, si l'on n'a pu réussir avec la méthode des attouchements directs avec des solutions, les crayons n'ont généralement pas chance plus grande de réussite : j'en excepte cependant les crayons très caustiques, comme les crayons au chlorure de zinc, qui jouissaient à un moment d'une vogue si regrettable et qui heureusement sont peu à peu tombés dans l'oubli. Leur action trop énergique détruisait bien la muqueuse et sa chute entraînait certainement les éléments d'infection qu'elle contenait, mais la cicatrice rétractile qui se montrait ultérieurement, déterminait des atrésies du col, et du corps, si l'on avait mis le bâtonnet au contact de toute la cavité utérine.

Après avoir modifié la muqueuse cervicale il sera bon dans nombre de cas, si l'orifice utérin est suffisamment dilatable de faire un très léger tamponnement de la cavité cervicale, avec une fine mèche de gaze iodoformée ; ce sera un pansement en même temps antiseptique et compressif, qui tendra à s'opposer à la reproduction du pus dans les glandules utérines et aussi par la légère compression qu'il exerce, à la stase dans ces mêmes glandules du pus, s'il se reproduit.

A ces moyens agissant sur la muqueuse, on pourra avec fruit, s'il y a des modifications dans le volume du col utérin, s'il y a augmentation de volume, congestion active, user des révulsifs qui autrefois étaient, avec juste raison, en grand honneur. — Ce sont les badigeonnages de teinture d'iode de toute la surface du col, puis les scarifications du col, les applications de pointes de feu, les douches chaudes ; enfin l'on a indiqué comme agissant avec énergie les tampons glycérinés intravaginaux qu'employaient autrefois Gallard et que nous voyons encore actuellement défendus par Chéron, Brocq, et nombre d'auteurs. — Tous ces moyens sont des adjuvants puissants, qui viennent combattre les résultats de l'infection cervicale et qu'il faut employer concurremment à l'antisepsie du col, seul moyen effectif d'obtenir la guérison de la métrite blennorrhagique.

Malheureusement, tous les cas ne sont pas justiciables de ces moyens simples : lorsque les glandes cervicales sont profondément atteintes, que les culs-de-sac glandulaires sont envahis, et sont devenus des réceptacles inabordables aux moyens signalés plus haut, il faudra avoir recours à un moyen radical et disons-le avec conviction, au seul moyen qui donne une guérison certaine et mette à l'abri d'une récidive inévitable. Nous voulons parler de la résection de la muqueuse cervicale, de l'opération de Schrœder. — Qu'on se reporte à la description anatomo-pathologique de la métrite cervicale et on se rendra facilement compte de la nécessité de cette intervention. On comprendra comment les agents antiseptiques ne peuvent pénétrer par les conduits glandulaires jusque dans les culs-de-sac se prolongeant jusqu'au milieu des fibres musculaires, et par suite ne peuvent détruire les micro-organismes qui s'y multiplient et entretiennent la blennorrhagie chronique utérine. — Souvent on pourra avoir l'illusion d'une guérison complète, par les moyens superficiels que l'on a employés et ce n'est qu'au moment où apparaîtra la récidive que l'on s'apercevra que la guérison n'était qu'incomplète et les moyens employés insuffisants.

Cette opération de Schrœder est d'ordinaire de la plus grande facilité. — Je conseille de la faire, dans tous les cas, précéder d'un curettage ou tout au moins d'un écouvillonnage de l'utérus, col et corps, même si le corps de l'utérus n'est pas atteint: elle devra donc se faire après une dilatation préalable de l'utérus. Cette dilatation sera ou lente avec la laminaire et l'éponge préparée ou extemporanée avec les bougies d'Hégard, par exemple. Dans le cas où à l'endométrite cervicale se joindrait de l'endométrite fongueuse du corps, c'est au curettage qu'il faudrait avoir recours, si on n'avait qu'une endométrite légère, l'écouvillonnage suivi d'un attouchement de la muqueuse avec de la glycérine créosotée (20/60), suffirait très amplement, aidé du tubage utérin, ainsi que je le dirai dans un instant.

Je me contenterai d'indiquer sommairement comment je fais cette opération de Schrœder, dont on trouvera la description dans tous les livres classiques.

Après avoir incisé d'un coup de ciseau de chaque côté les commissures du col utérin, je fais relever par un aide chacune des lèvres, l'une en haut, l'autre en bas — puis taillant transversalement, des deux extrémités de la commissure, l'épaisseur de la muqueuse cervicale, je dédouble, en quelque sorte, chacune des lèvres du col. J'ai ainsi deux lambeaux qui ne sont plus doublés par la muqueuse cervicale, que j'ai de part et d'autre enlevée. Jusque-là j'ai suivi les règles imposées par Schrœder, et il ne me reste plus qu'à replier ces deux lèvres et à fermer ces incisions latérales pour reconstituer le col et mettre face à face dans sa cavité les deux surfaces retournées de la muqueuse utéro-vaginale. Le nombre des procédés inventés pour faire la suture est considérable et s'explique par la difficulté que l'on éprouve à traverser le tissu résistant de l'utérus, à faire des points de suture dans les profondeurs et aussi à empêcher, en suturant le muqueuse utérine qu'elle ne cède et se déchire. Pour éviter ces difficultés, je ne fais pas de suture, je me contente de mettre sur chacune des lèvres du col replié, une serre-fine, que j'ai fait fabriquer spécialement et qui transperçant le repli labial maintient en contact les deux surfaces cruentées. Deux autres serre-fines à mors latéraux sont placées sur les deux commissures et le col se trouve ainsi reconstitué. Ce petit procédé facilite beaucoup l'opération et me permet dans les cas où la femme n'est pas trop sensible, de ne pas donner le chloroforme.

Au curettage, à l'écouvillonnage, au simple pansement vaginal, j'ajoute toujours un moyen qui m'a donné les meilleurs résultats, je veux parler du drainage utérin. Il est facile de comprendre comment je facilite ainsi l'écoulement des produits septiques, qui peuvent se produire malgré les précautions que l'on a prises, pour désinfecter les replis muqueux de l'utérus. J'emploie le drain que j'ai présenté au congrés de Bruxelles (1892) et qui n'est autre que le drain de Malécot que j'ai modifié pour l'appliquer à l'utérus. On obtient ainsi un drain fixe, qui n'a pas de tendance à sortir de l'utérus et dont les larges orifices permettent à tout liquide de s'écouler facilement. Le tubage de l'utérus défendu par Chéron, sur lequel Bonnaire a récemment publié un article intéressant, peut rendre de grands services et est un adjuvant puissant de la guérison.

En résumé le traitement de la blennorrhagie utérine, dans les cas récents, consistera en une antisepsie relativement facile à obtenir, de la muqueuse utérine par les moyens simples, après désinfection et maintien de la désinfection vaginale par un tamponnement permanent et des lavages répétés chaque jour.

Ces moyens seront des lavages de l'endométrium suivis chaque jour d'attouchements avec un antiseptique puissant, suivis d'un drainage permanent de l'utérus dans le cas d'endométrite totale ou de tamponnement cervical s'il y a seulement localisation cervicale de la blennorrhée.

A ces moyens on pourra, s'il y a lieu, ajouter les procédés de révulsion tels que pointes de feu, scarifications du col, teinture d'iode, etc.

Dans les cas invétérés, on devra recourir au curettage utérin suivi de l'antisepsie utérine, aidée du drainage permanent. Le curettage de la muqueuse cervicale n'est pas suffisant pour obtenir la désinfection de cette région ; dans les cas de blennorrhée chronique cervicale, avec ou sans ectropion, c'est l'opération de Schrœder seule qui peut donner une guérison réelle et définitive.

Un dernier point me reste à noter, presque de prophylaxie. J'ai dit que les dangers de la blennorrhagie s'exaltaient au moment de l'accouchement, que les complications puerpéro-gonorrhéiques étaient les plus graves et les plus fréquentes que l'on ait observées dans la blennorrhagie féminine. J'ai signalé aussi les ophtalmies purulentes comme un des effets malheureusement encore trop fréquents d'accouchements chez les gonorrhéiques. Peut-on se mettre à l'abri de ces terribles éventualités ? Le traitement tel que je viens de l'exposer, ne peut plus être mis en œuvre dans le cas où l'on constate en même temps chez une femme, une blennorrhagie et une grossesse ; que de fois ne nous est-il pas arrivé dans notre service de rencontrer cette coïncidence. La malade est atteinte non seulement d'uréthrite et enceinte, malgré la métrite est survenue une grossesse, j'ajoute que presque toujours dans ce cas, la métrite cervicale est pour ainsi dire ramenée à l'état aigu, c'est-à-dire à un degré de virulence plus grand par l'état de grossesse ; on ne peut songer à employer les moyens locaux que nous avons donnés comme nécessaires et seuls suffisants. Que faire dans ce cas?

Nous sommes malheureusement en partie désarmés et il faut se contenter de diminuer autant que possible, l'étendue des parties infectées. Peu de moyens pour agir, sans danger, sur le col, mais possibilité de maintenir le vagin dans un état d'asepsie relatif (si ces deux mots ne jurent pas trop de se trouver rapprochés) . C'est par les injections fréquentes, prises avec précaution et douceur, avec l'antiseptique le plus puissant, le sublimé 1 0/00, c'est avec le tamponnement intra vaginal permanent ; surtout pendant les derniers jours de la grossesse, et maintenu jusque pendant l'accouchement, c'est avec la désinfection au moment de l'accouchement, que l'on pourra se mettre à l'abri des dangers que fait courir la blennorrhagie à la mère et à l'enfant.

Sitôt l'enfant mis au jour, on lui nettoiera préventivement les yeux avec une solution tiède d'eau bouillie stérilisée, versée en abondance, puis, ensuite avec une solution légère de sublimé, comme du reste le recommandent actuellement les ophtalmologistes dans tous les cas où ils n'ont pu avant l'accouchement constater l'état génital de la femme, ainsi que cela se présente par exemple dans les hôpitaux. Pour la mère les soins post-partum devront être exagérés. Dès l'accouchement terminé, avant la délivrance, on devra faire dans le vagin, avec le doigt introduit jusqu'au niveau de l'orifice utérin, une abondante ablution avec une solution de sublimé à 1 0/00 ; le doigt devra nettoyer avec soin tous les replis vaginaux et aussi la partie accessible du col. Il ne sera pas utile, il serait peut-être dangereux de faire cette injection intra-utérine, mais intra-vaginale, elle ne peut présenter aucun inconvénient.

On devra, après la délivrance, faire un nouveau lavage du vagin, puis après avoir, avec soin, fait écouler tout le liquide antiseptique (il faut se garder d'en laisser dans la cavité vaginale qui pourrait être absorbé ; c'est dans ces cas que certains accoucheurs ont eu des accidents avec la solution de sublimé), on introduira dans le vagin de la malade un ou deux tampons de gaze iodoformée, que l'on renouvellera les deux premiers jours et qu'ensuite on pourra laisser deux ou trois jours sans être renouvelés. En prenant ces précautions on pourra éviter dans presque tous les cas les accidents puerpéro-gonorrhéiques, bien plus je pourrais citer des exemples où la blennorrhée a elle-même disparu après les soins pris pendant l'accouchement.

5. Blennorrhagie de l'ovaire et de la trompe

L'histoire des localisations profondes de la blennorrhagie chez la femme paraît, pour beaucoup d'auteurs, devoir être considérée comme actuelle, et si l'on se contentait de lire les innombrables travaux qui ont été écrits à ce sujet, dans ces dernières années, on serait tenté de penser que l'on se trouve en présence d'une nouvelle modalité pathologique, sortie toute complète de l'observation de nos contemporains.

Les chirurgiens en mettant au jour plus fréquemment les ovaires et les trompes affectés de blennorrhagie ont pu, mieux que les médecins, leurs devanciers, délimiter les lésions des organes qu'ils enlevaient, ils ont pu, opérant de meilleure heure, arriver à saisir presque au début, l'origine même de ces affections, alors que les cliniciens étaient, pour affirmer leur opinion, forcés d'attendre les vérifications de la table d'autopsie, sur laquelle on ne trouvait plus alors que des affections anciennes, ayant perdu tous leurs caractères ou s'étant généralisées en quelque sorte à tout le petit bassin et ne permettant plus de reconnaître quel organe avait été le point de départ de ces désordres diffus.

Historique. — Il n'en est pas moins vrai, que bien avant l'époque actuelle, la vérité s'était fait jour, et que l'on connaissait les propagations profondes de la blennorrhagie féminine. — Sans remonter jusqu'à Dominique Panaroli en 1650, qui, d'après Gallard et Dalché, aurait le premier cité l'ovarite blennorrhagique, il suffit de nommer Hunter, Ricord qui faisaient de celle-ci une des complications les plus fréquentes de la blennorrhagie, des anatomo-pathologistes comme Cruveilhier, Scanzoni qui affirment que « ces affections accompagnent le plus souvent les maladies de l'utérus et du vagin », Till qui écrit, « la fréquence des lésions inflammatoires des trompes de Fallope est beaucoup plus grande qu'on ne le croit », pour démontrer combien cette notion de l'envahissement des trompes et des ovaires étaient déjà reconnue par nombre d'observateurs.

Une place à part dans cet historique rapide doit être accordée aux hommes qui, par leurs discussions, leurs divergences d'opinions même, occupèrent, pendant de si longues années, la tribune médicale, et firent exécuter un pas décisif à cette question si controversée des « inflammations pelviennes de la femme ». Tous avaient merveilleusement observé, tous avaient vu ce qu'ils décrivaient, ils différaient seulement d'explication pathogénique. Doit-on pour cela oublier leurs travaux ? leurs descriptions en sont-elles moins exactes ? nous ne le croyons pas, et je serais heureux de voir, un peu plus souvent qu'on ne l'a fait dans ces derniers temps, rendre hommage à ceux qui nous ont précédés, qui nous ont fait la tâche facile, en nous traçant une voie que nous n'avons eue qu'à suivre après eux. Si nous nous sommes approchés davantage de la vérité, c'est que nous avons eu à notre disposition, des moyens d'exploration plus hâtifs et plus favorables, qu'ils ne possédaient pas à l'époque où ils vivaient.

Citons les noms de Bernutz et Goupil, d'Aran, de Siredey, d'A. Guérin, de Nonat, de Lisfranc, de Gallard et reportons-leur tout le mérite que beaucoup d'entre nous ont voulu s'accorder à euxmêmes. Et comme le dit très excellemment Monprofit « Bernutz a certainement réalisé le progrès de beaucoup le plus important dans l'étude des inflammations génito-pelviennes ; si on songe de plus que Bernutz a vu presque toutes les lésions que nous étudions maintenant sous le nom de salpingite, ovarite ; qu'il a fait, d'une façon complète, l'histoire de la blennorrhagie profonde chez

la femme ; on verra quelle est l'étendue et l'importance de son œuvre ».

Peut-être actuellement les divergences d'opinions qui ont divisé les auteurs de cette époque
peuvent-elles paraître « aussi surannées que les
débats entre Goupil et Lisfranc sur l'engorgement
utérin et la métrite chronique partielle pour
expliquer les mêmes symptômes » ; mais il n'en
reste pas moins vrai que leurs descriptions cliniques, aussi bien qu'anatomo-pathologiques sont
encore des modèles d'observation et d'exactitude.

Dès ce moment étaient créées les complications
profondes de la blennorrhagie féminine, cependant elles n'avaient pas encore conquis toute l'importance qu'elles doivent avoir. Ces complications
graves restaient comme des exemples exceptionnels et si Bernutz observant à Lourcine avait pu
leur donner toute leur valeur, les médecins
moins accoutumés à rechercher la blennorrhagie,
moins disposés à la reconnaître restaient igno-
rants de son extrême gravité chez la femme.

C'est de l'étranger que nous est revenue cette
notion admise actuellement. C'est à Nœggerath
que l'on doit d'avoir poussé un véritable cri d'a-
larme, et d'avoir montré combien fréquentes et
combien graves étaient les lésions tubo-ovariennes de la blennorrhagie. En 1871, il publiait son
travail sur la blennorrhagie latente chez la femme
et multipliait, depuis cette époque, les travaux et
les communications pour faire enfin entendre la
voix de la vérité. En 1879, en 1885 il donnait
des statistiques, des observations venant montrer
combien étaient exactes ses affirmations de 1871.

A côté de Noeggerath doivent se placer les noms de Sœnger (1885), de Westermack (1886), d'Orthmann (1887), de Ceppi, de Stemann, de Cunshing, de Bumm : puis en France de Terrillon, de Cornil, de Terrier, de Dalché, de Martineau, de Delbet, de Monprofit, etc. Les chirurgiens avaient, dès ce moment, pu montrer, pièces en mains, la réalité de l'existence de la blennorrhagie tubo-ovarienne, et le microscope, aidé de la microbiologie, apportait des preuves péremptoires et irréfutables.

Il faut signaler quelques opinions divergentes et à côté des auteurs formant la majorité presque l'unanimité, placer ceux peu nombreux, pour lesquels la blennorrhagie ne jouerait qu'un rôle prédisposant et non principal, ainsi Wertheim (1886), Winter admettraient une infection secondaire et non blennorrhagique des trompes.

L'historique des complications tubo-ovariennes de la blennorrhagie pourrait se résumer en trois époques bien distinctes. Une *période ancienne* d'observation simple. C'est celle où l'on admet par analogie avec l'orchido-épididymite de l'homme une tubo-ovarite congestive. Une *période moderne* anatomo-pathologique avec Bernutz et Goupil, où l'on a oublié, trop peut-être la tubo-ovarite, pour s'occuper des lésions de voisinage, pelvi-péritonite et phlegmon du ligament large ; où l'on décrit la lésion constituée, mais où l'on n'a pu saisir complètement l'origine même de cet ensemble anatomo-pathologique dans les lésions primitives de la trompe et de l'ovaire. Enfin *une période actuelle*, pathogénique où, avec Noegge-rath et les chirurgiens, on a démontré la cause

fréquente, presque constante, la blennorrhagie,
le point de départ, l'utérus, la localisation primitive l'ovaire et la trompe et reconnu comme secondaire l'extension au péritoine pelvien.

Nature et étiologie de la salpingo-ova-rite.

— La salpingo-ovarite a été pendant de
longues années méconnue et si elle a été retirée de
l'oubli, sa véritable origine n'a pas été sans con-
teste établie définitivement.

Regardée comme manifestement blennorrhagique dans la plupart des cas par Bernutz, elle n'a
reçu la confirmation du bactériologiste que dans
ces dernières années. C'est dire que nombre d'auteurs ne l'admettent pas encore comme telle. La
première autopsie de salpingite blennorrhagique
fut faite par Mercier, puis après celle-ci, paraissent les autopsies faites par Bernutz et Goupil,
par Aran, par Gallard, etc. Tardieu a publié un fait
du même genre. Enfin Noeggerath, partant de ce
principe qu'à New-York, il y a, sur 1000 hommes
mariés, 800 maris qui ont eu la chaudepisse et en
conservent peu ou prou une goutte militaire, en
conclut que toutes ou presque toutes les femmes
ont été atteintes ou sont atteintes de blennorrhagie. Les femmes mariées devant leur affection
au mari, qui les a contaminées dès les premiers
jours du mariage, les autres ayant eu mille chances pour une de rencontrer dans le nombre de
leurs amants, un de ces hommes atteints de
blennorrhagie plus ou moins latente. De là pour
Noeggerath, aussi bien que pour Sœnger, qui dé-
fendit la même opinion en 1885, « la blennorrha-

gie chez la femme est plus grave que la fièvre puerpérale et a tué plus qu'elle de malades ; elle est plus grave que la syphilis et plus qu'elle, elle a déterminé des avortements ». C'est elle qui fournit, d'après Sœnger le neuvième des cas de gynécologie.

« Beaucoup de jeunes mariées prennent la blennorrhagie au moment des premiers rapprochements et deviennent malades peu de temps après le mariage, sans autres motifs que celui-là (la blennorrhée du mari) et certes la blennorrhagie est une des plus graves maladies qui puisse atteindre une jeune femme, car, par ce fait non seulement elle peut être rendue « infirme » pour toute la période sexuelle, mais encore irrémédiablement inféconde, sans parler des dangers de mort par péritonite aiguë qui peuvent survenir soit d'emblée, soit plus tard, par suite de la rupture d'une trompe ou d'un ovaire suppuré. » (Monprofit.)

« Un nombre considérable de jeunes mariées seraient ainsi infectées et les prétendues fatigues du voyage de noce seraient beaucoup moins responsables, qu'on ne l'a cru jusqu'à ce jour. Une légère endométrite et une salpingite catharrale intense sont souvent produites de la sorte ; l'avortement en est la conséquence et aggrave la situation de la jeune femme, qui peut demeurer indéfiniment souffrante et inféconde. » (Pozzi.)

Je n'insiste pas sur ces citations, je pourrais prendre ainsi tous les auteurs modernes qui se sont occupés de la question et tous sont unanimes à reconnaître l'extraordinaire fréquence de l'extension de la blennorrhagie féminine aux trompes et aux ovaires.

J'ai moi-même recherché, quelle pouvait être la fréquence de la salpingo-ovarite chez les femmes qui étaient atteintes de blennorrhagie. Le nombre en est considérable. peut-être beaucoup plus fréquent même qu'on ne l'a dit. En effet, pour se rendre compte de cette fréquence relative. il faut de parti pris examiner les malades, même celles qui ne se plaignent d'aucun trouble soit du côté de l'utérus, soit du côté de l'abdomen. C'est ce que j'ai pu faire dans mon service et bien souvent, j'ai ainsi découvert une localisation salpingo-ovarienne latente chez des femmes n'ayant jamais ressenti aucun symptôme du côté de l'abdomen, et atteintes d'une blennorrhagie soit uréthrale (le plus souvent) soit utérine. De même que moi Lawson Tait et Sœnger en ont rencontré de très-nombreux exemples, chez des femmes atteintes de blennorrhagie, et je suis persuadé que. si la cause des salpingites en était plus souvent et plus attentivement cherchée. on la trouverait dans un beaucoup plus grand nombre de cas. Je n'en veux pour preuve que ce que je disais, en décrivant la métrite, que l'on rattache encore rarement à la blennorrhagie, sa véritable cause et qui cependant est une des affections les plus fréquentes qu'il soit donné de rencontrer. Si l'on sait trouver la métrite blennorrhagique, on trouvera là l'origine de toutes ou presque toutes les salpingites. « La salpingite gonorrhéique et consécutivement la péritonite sont presque fatales, lorsqu'il y a une endométrite plus ou moins durable » (Sœnger).

II   5

On a objecté qu'on avait trouvé, et cela moins rarement qu'on ne pourrait le penser (Giraldès), des salpingites chez des jeunes filles, chez des vierges; qu'il n'y avait pas là à incriminer la blennorrhagie. Cet argument est spécieux et ne tient pas compte de ce fait que la blennorrhagie n'a pas besoin du coït pour être inoculée. La vulvite des petites filles, que nous avons décrite est dans la majorité des cas, blennorrhagique, bactériologiquement blennorrhagique, n'est-il pas possible de penser qu'à la suite de ces vulvites, la propagation gonorrhéique ait pu se faire dans le vagin, puis dans l'utérus, d'où métrite et toutes ses conséquences. La contagion chez les jeunes filles se ferait dans les familles ou dans les écoles, par les serviettes, les éponges, les bains, etc.

D'ailleurs il ne s'en suivrait pas de ce fait qu'il y aurait des salpingites chez les vierges non blennorrhagiques, pour faire rejeter l'existence de la blennorrhagie comme cause de la salpingite. Je tiens à démontrer la très grande importance de la blennorrhagie dans la salpingite, mais je ne veux nullement nier que d'autres causes puissent la produire. « En somme, dit Delbet, et je partage complètement son avis, nous ne savons pas si les vaginites des petites filles, avec les métrites et les salpingites qu'elles entraînent, sont causées par les gonocoques de Neisser, par les microbes pyogènes vulgaires, ou bien par un micro-organisme spécial. Du reste les trois hypothèses peuvent être vraies à la fois. »

En résumé « la salpingite blennorrhagique trouve toujours son origine dans une endométrite de même nature » (Ozenne). Telle est la notion que l'on trouve reproduite dans tous les auteurs modernes.

Elle se rencontre le plus fréquemment entre 20 et 40 ans, dans la période d'activité sexuelle de la femme. Si je suivais mon impression, malgré l'absence de chiffres à cet égard, je dirais volontiers que sa plus grande fréquence a lieu entre 20 et 25 ans. C'est en effet l'âge de la blennorrhagie ; c'est à ce moment que se montrent les premières douleurs et qu'apparaissent les premières lésions ; si les statistiques telles que celles de Martin, portant sur 187 cas paraissent donner un âge plus avancé ; c'est qu'il examine les femmes, alors que les lésions sont bien constituées et pour beaucoup sont déjà anciennes, elles n'ont été révélées au chirurgien que lorsque la malade est amenée auprès de lui par les douleurs et les accidents abdominaux. Pendant la longue période de tolérance, souvent même de latence, la salpingite est restée ignorée. Elle a peut-être débuté lorsque la malade était toute jeune et le chirurgien ne la constate que de longues années plus tard, de là l'âge trop avancé qu'assigne la statistique de Martin. C'est d'ordinaire pendant les premières périodes de la blennorrhagie que se montrent les premières lésions de la salpingite ; c'est d'une façon latente qu'elles s'installent dans les annexes utérins et c'est chez les femmes jeunes qu'il faut les rechercher pour partager l'opinion que j'émets ici et qui, du reste, est en rapport avec celle de Bernutz, Fournier, Gallard, Dalché qui fixent à la troisième, quatrième, cinquième semaine l'époque d'apparition de l'ovarite.

Cette fréquence relative de la salpingite chez les blennorrhagiques, la corrélation existant entre l'âge des malades atteintes de blennorrhagie et de salpingite, la coïncidence fréquente de l'une et l'autre affection chez la même malade sont autant de preuves de la nature blennorrhagique de la salpingite. Cependant il fallait une démonstration plus complète encore et depuis la découverte de Neisser le critérium des affections gonorrhéiques doit résider dans la présence du gonocoque caractéristique.

Celui-ci existe-t-il dans le pus des salpingites blennorrhagiques. Des faits positifs ont été signalés où on l'a trouvé, mais malheureusement dans les salpingites anciennes, celles qu'on opère, on ne trouve plus de micro-organisme. C'est Westermark qui le premier a trouvé des gonocoques dans le pus d'une salpingite (1886); puis Orthmann sur 10 malades opérées par A. Martin les a trouvés chez une seule d'entr'elles, puis Heller au dire de Werth (de Kiel) serait parvenu à les colorer (3e Cong. de la Soc. all. de gynécol. 1889). Stemann a constaté leur existence ainsi que Clinton Cushing.

Il est à remarquer que dans ces cas, malheureusement trop peu nombreux, la lésion était bilatérale, mais que le gonocoque ne fut, au moins dans trois des cas, trouvé que d'un seul côté et cela du côté où les lésions étaient le moins avancées. Dans un travail plus récent, Menge, sur 26 cas observés à la clinique de Martin, trouva 3 fois le gonocoque de Neisser. Il rapporte les cas cités plus haut auxquels il ajoute ceux de Wertheim 5 cas, Zweifel 7 cas, ce qui donne

19 cas où fut constatée la présence du gonocoque.

Menge semblerait d'après ces faits disposé à croire qu e la disparition des éléments virulents dans le pus des salpingites est parfois beaucoup plus lent qu'on ne l'a soutenu; qu'ils peuvent persister pendant un temps très prolongé et que la hâte opératoire des chirurgiens n'est peut-être pas légitimée par la certitude douteuse où l'on est de l'état aseptique du pus salpingien. « Il faut savoir que les micro-organismes n'ont pas toujours disparu, qu'en conséquence le pus possède parfois des qualités de virulence marquée et que l'on s'expose à de graves mécomptes, en ne prenant pas toutes les précautions pour éviter son irruption dans la cavité abdominale, ou pour en prévenir les effets ». En terminant, l'auteur discute avec tous les développements qu'elle comporte, cette question intéressante sur laquelle l'accord est loin d'être fait : « les agents organisés des muqueuses, spécifiques de la gonorrhée, sont-ils capables, une fois transportés sur le péritoine et sur une séreuse, de déterminer, à ce niveau une poussée inflammatoire. » (Thèse de Charrier). Cette question importante reviendra lorsque je discuterai l'action du gonocoque lui-même sur le péritoine, dont les lésions jouent un si grand rôle dans la symptomatologie des salpingites.

Il reste un fait démontré, d'une manière évidente, à savoir que le gonocoque peut pénétrer dans la cavité tubaire, mais que son existence n'y est pas constante. Il disparaît à un moment donné et dans les salpingites anciennes on ne le retrouve plus. Cette absence du gonocoque n'entraîne pas qu'on doive nier la nature de la salpingite et Fraenkel, Krouer (de Breslau) tout en admettant la valeur de sa présence pour l'affirmative, n'infèrent de son absence, que la preuve de sa disparition possible. Sanger se range aussi à cette opinion. De ce qu'on ne le rencontre pas, il ne s'en suit pas que la salpingite ne soit pas blennorrhagique.

On a voulu déposséder la blennorrhagie de son domaine tubaire pour le donner tout entier au seul avortement ou accouchement. En 1887 M. Price fait remarquer que les salpingites se présentent chez des femmes de robuste santé, ayant eu un accouchement ou un avortement, suivi d'accidents post puerpéraux. Bouilly, à la Société de chirurgie, soutient « que les accidents du côté des trompes paraissent surtout succéder à des formes atténuées de septicémie puerpérale survenant après des accouchements à terme ou des avortements. Toutes les femmes que j'ai opérées sauf une, avaient eu des grossesses à terme ou · des avortements et c'est après ces couches qu'elles faisaient débuter leurs accidents douloureux du côté du bas-ventre. » Munde refuse de même à la blennorrhagie l'influence qu'avec nombre d'auteurs je lui attribue. Delbet d'après 103 observations où il est spécifié que les femmes ont ou n'ont pas eu d'enfants dresse la statistique suivante : 37 n'ont pas eu de grossesse, 36 ont eu une seule grossesse, 30 en ont eu plusieurs ; il rapporte la statistique de Rosthorn qui, sur 40 malades ayant subi l'ablation des annexes en trouve 12 nullipares, 20 ayant eu un accouchement ou avortement, 8 qui en avaient eu plusieurs. De ces faits 14 pourraient être rapportés à l'infection puerpérale et 8 d'origine nettement blennorrhagique.

En résumé le nombre des femmes ayant eu un accouchement ou un avortement est donc beaucoup supérieur à celui des femmes nullipares ; mais il faut songer que l'avortement est lui-même un acte pathologique, que très souvent il reconnaît pour cause une blennorrhagie antérieure ou encore qu'il succède à des altérations déjà anciennes des annexes dues à la même cause (Monprofit). De plus il faut remarquer dans quel milieu se sont faites les opérations. Il est très évident que M. Bouilly, par exemple à la Maternité, a beaucoup plus de chances pour trouver une longue série de salpingites puerpérales, et que M. Pozzi à Lourcine n'opérera guère que des salpingites blennorrhagiques. Chez toutes les malades que j'ai rencontrées dans mon service, atteintes de salpingites, j'ai toujours, dans tous les cas, pu déceler l'origine blennorrhagique ou tout au moins la coïncidence de la blennorrhagie — alors que la puerpéralité ne m'a jamais paru être la seule origine de la lésion tubaire. Je ne dis pas qu'elle n'a pas souvent joué un rôle dans l'apparition de la blennorrhagie tubaire, mais l'avortement et l'accouchement, dans ces cas ne font souvent qu'ouvrir la porte à une infection blennorrhagique installée de longue date, dans les voies vaginale, uréthrale ou utérine et ne sont que l'occasion qui permet à la blennorrhagie de suivre sa marche ascendante ; de telle sorte que nombre d'accidents qui succèdent à l'accouchement prématuré ou à terme, ne sont en réalité que des accidents blen-norrhagiques. « Il faut se rappeler combien étaient fréquentes les ophtalmies blennorrhagiques, chez les nouveau-nés avant l'introduction de la mé-thode antiseptique d'une part et de la pratique de Crédé, plus ou moins atténuée d'autre part, (pour être convaincu de la fréquence des blen-norrhagies ignorées). L'enfant prend une con-jonctivite purulente et chez la mère surviennent des complications profondes. » (Monprofit.)

Il semblerait dans ces infections mixtes qu'il se fait une véritable atténuation des deux virus, l'un combattant l'autre, et tous deux néanmoins se prêtant un mutuel appui pour cheminer de com-pagnie. La fièvre puerpérale, l'infection puerpé-rale, pénètre dans l'organisme par la voie lym-phatique, par les trompes, par toutes les voies. Les effets de cette intoxication étaient formidables, actuellement ils sont heureusement devenus plus rares ; c'était un début brusque, à grand fracas et le pronostic était fatal ; tandis que dans l'infection mixte, atténuée, le virus puerpéral et blennor-rhagique unis ensemble, suivent lentement une marche ascendante et se contentent de détermi-ner sans grande réaction, des foyers plus ou moins étendus de suppuration dans le trajet du canal tubaire, agissant plus ou moins sur le péritoine et se creusant un nid bien limité, sans retentisse-ment sur l'état général. Il n'y a pas intoxication, il n'y a qu'infection locale.

Cette marche particulière de l'infection répond victorieusement à ceux qui veulent détruire la blennorrhagie au profit de la puerpéralité. Celle-ci n'a pas cette placidité, cette lenteur d'action, et si elle joue un rôle, ce n'est qu'un rôle occasionnel, qu'un rôle effacé ; elle ouvre largement la porte à la blennorrhagie qui pénètre jusqu'à la trompe et s'y installe, en donnant lieu à tous les symptômes que nous trouvons dans la salpingite blennorrhagique pure.

D'ailleurs je veux ici faire une dernière remarque ; c'est que nous trouvons au niveau de la trompe ce que nous avons trouvé en toutes les localisations de la blennorrhagie. Une affection virulente dans son essence, mais qui souvent s'associe à d'autres infections. Ici encore nous pourrions retrouver la lutte des virulistes et des phlogogénistes. Les uns admettant que toute suppuration est blennorrhagique, les autres voulant démontrer qu'aucune blennorrhagie n'est spécifique. Au niveau de la muqueuse tubaire nous retrouvons la même discussion qu'au niveau de la muqueuse uréthrale, qu'au niveau de la muqueuse utérine ; il faut ici encore conclure que chez une blennorrhagique le pus de la trompe peut être contagieux, peut être gonococcique, peut être virulent, mais qu'il peut aussi être simplement « inflammatoire » sans micro-organisme spécifique, sans virulence particulière, quoique survenu chez une blennorrhagique et sous l'influence de cette blennorrhagie.

C'est de l'utérus que se propage l'infection. C'est par continuité de tissu de proche en proche, en suivant la muqueuse que se fait l'infection. Telle est l'opinion actuellement de tous les auteurs. M. Lucas Championnière reste seul fidèle

à sa théorie de la propagation par la voie lymphatique ; celle-ci est admise pour les accidents
puerpéraux, mais n'est plus regardée actuellement que comme un souvenir du temps passé.

Pour soutenir son opinion, il s'appuie sur l'intégrité de la partie interne de la trompe, ne s'aperce-
vant pas que, d'une part cette intégrité existerait-
elle, cela n'entraînerait nullement l'impossibilité
d'une propagation directe, d'autre part que cette intégrité à l'œil nu n'est pas confirmée par l'examen
microscopique. A la Société de chirurgie lorsqu'il
soutint cette opinion en 1887, elle fut victorieusement combattue et il resta seul défenseur et par-
tisan de son opinion. Il faut cependant en excepter
un de ses élèves, qui dans une thèse récente la soutient encore. Toutefois cet auteur plus éclectique
admet deux voies de transmission. Les troncs lymphatiques utérins ou directement les muqueuses tubaires et utérines continues l'une à l'autre par l'in-
termédiaire du riche réseau réticulaire lymphatique, dont elles sont pourvues. Péraire, tout en
regardant comme possible la propagation aux
trompes et au péritoine de l'infection par le
tissu conjonctif et les lymphatiques du vagin et
de la vulve, insiste particulièrement sur la continuité de la muqueuse utérine avec les trompes,
ce qui doit rendre plus facile le transport des éléments septiques et il ajoute : « Le canal cervical
ulcéré se montrant comme une large voie ouverte
à tous les micro-organismes, on comprend qu'il
peut se produire des périmétrites, des phlegmons,
des ligaments larges, des salpingites purulentes,
comme dans les lésions uréthrales ou vésicales se

produisent les uréthrites, les pyélites et les pyélo-cystites. » (Ozenne.)

On retrouve dans les auteurs actuels des traces des anciennes discussions pathogéniques lorsque l'on examine les divisions qui ont été admises pour l'étude des salpingo-ovarites. Certains auteurs (Cornil et Terrillon) voulant tenir compte de l'anatomie et de l'étiologie ont admis la division suivante : 1° salpingite catarrhale, végétante ; 2° salpingite purulente ; 3° salpingite hémorragique ; 4° salpingite blennorrhagique ; 5° salpingite tuberculeuse. Mais il nous est impossible d'admettre une classification aussi générale et nous croyons qu'aussi bien cliniquement qu'anatomiquement, on ne peut établir d'analogie entre la salpingite tuberculeuse par exemple et la blennorrhagique. Ce n'est donc pas une classification à proprement parler, mais simplement une énumération, et encore incomplète. Admettrons-nous plus aisément la division de Monprofit en salpingites muqueuses interstitielles, pyo-salpingites (dans lesquelles il fait rentrer toutes les salpingites à pus, quelle que soit leur origine ; tubercule, blennorrhagie, etc.) hydropisie de la trompe et hématomes sans inflammation.

Il y a encore là bien des incorrections. La grande classe des pyo-salpinx contient tout, et beaucoup des pyo-salpinx, la blennorrhagique entr'autres, celle qui nous occupe, peut se classer aussi souvent dans les deux premières classes que dans la troisième.

Je crois donc qu'il est plus rationnel d'avoir recours à la notion étiologique pour obtenir une division naturelle des salpingites. Ce classement étiologique a été proposé par Sanger et publié en 1885 dans l'*American journal of obstetrics*. On trouve :

1° Les salpingites causées par des organismes connus :

a) Salpingite blennorrhagique (gonocoque de Neisser) ;

b) Salpingite tuberculeuse (bacille de Koch) ;

c) Salpingite actinomycotique (actinomices boris de Bollinger) ;

2° Salpingites dues à des microbes spécifiques identiques à ceux que produisent les infections des plaies ;

a) Septique ; *b*) pyohémique ; *c*) diphtérique ; *d*) phlegmoneuse ; *e*) érysipélateuse.

3° Salpingites produites par des microbes spécifiques encore inconnus.

a) Salpingites purulentes survenant chez les jeunes filles vierges.

b) Salpingite syphilitique.

Je ne discuterai pas cette classification fort complète et je la prendrai ; elle me permet de mettre bien à part la salpingite blennorrhagique, elle en fait une variété, une forme bien distincte et permet d'en faire une description spéciale, ce qu'elle mérite à tous égards. Les autres classifications ont le tort, à mes yeux, de confondre dans des classes anatomo-pathologiques distinctes des phases diverses d'une même affection. Peut-être cet inconvénient est-il moins sensible lorsque l'on décrit la salpingite en général, que l'on cherche à donner une idée de l'affection, telle qu'elle se présente quelle que soit la cause qui lui ait donné naissance : on fait ainsi une description d'ensemble, qui peut être fort utile lorsque, dans un traité didactique, on a admis, dès le principe, la division organographique des lésions, et que l'on peut ainsi se contenter de signaler en quelques lignes les modifications symptomatiques, anatomo-pathologiques ou étiologiques qui caractérisent telles ou telles formes. C'est ainsi que M. Pozzi dans son livre admet la division des salpingites en salpingites non kystiques et salpingites kystiques; ce qui donne facilement une idée immédiate des deux variétés principales de salpingite que l'on peut être appelé à rencontrer; dans cette division la même salpingite blennorrhagique peut se classer suivant la période de son évolution dans l'une ou l'autre classe, elle peut s'arrêter à la première phase, elle peut atteindre la seconde ; aussi pour la description de notre salpingite blennorrhagique qui, suivant moi, forme une variété bien distincte, la forme la plus fréquente ainsi que je le dirai dans un instant, pourrons-nous avoir recours à cette division commode, surtout au point de vue anatomo-pathologique, mais à ce point de vue seulement.

La salpingite blennorrhagique n'est pas toujours pure, j'ai cherché à le démontrer plus haut ; elle peut s'unir à une infection secondaire qui ajoute ses symptômes aux siens, de là une nouvelle variété étiologique fort fréquente aussi ; la puerpéralité, l'infection puerpérale, ai-je dit, est un des facteurs les plus puissants de cette infection secondaire. De là au point de vue étiologique une nouvelle forme à envisager. La salpingite puerpéro-gonorrhéique. Les symptômes peuvent varier suivant la forme que prend l'infection, suivant son intensité, suivant sa localisation, de là au point de vue clinique une nouvelle série de divisions, en salpingite aiguë, sub-aiguë ou chronique. Nœggerath l'avait divisée, avec juste raison, en salpingite aiguë, salpingite à répétition et salpingite chronique. Excellente division qui comprend tous les faits cliniques en présence desquels on peut se trouver.

Enfin la blennorrhagie peut se localiser aux trompes, aux ovaires, mais cela est l'exception et dans la grande majorité des cas dès que l'ovaire ou la trompe seront atteints, la séreuse au voisinage, ou le tissu cellulaire réagiront plus ou moins ; de là des complications péritonéales pour ainsi dire constantes et la présence pour ainsi dire inévitable d'une péritonite plus ou moins localisée au petit bassin, pelvipéritonite de Bernutz, ou généralisée, et pouvant se compliquer d'une extension au tissu cellulaire du ligament large, d'où phlegmon du ligament large.

On voit d'après ce qui précède, combien peuvent être différents les aspects présentés par la blennorrhagie pelvienne. Dans presque tous les cas où l'on a à constater *de visu* l'état de ces organes, que ce soit post mortem ou pendant le cours d'une intervention chirurgicale, on trouve que tout le petit bassin et tous les organes qu'il contient participent à la lésion et rarement on trouve isolée telle ou telle lésion de tel ou tel organe. C'est ainsi qu'on ne trouve pour ainsi dire jamais une oophorite sans salpingite ou inversement ; qu'on ne trouve que rarement l'une ou l'autre de ces lésions, sinon toutes deux, sans pelvi-péritonite et qu'on rencontre encore plus rarement, sinon jamais, une pelvi-péritonite sans lésion annexielle.

Quoiqu'il en soit pour faciliter notre description, nous nous verrons forcé de passer en revue chacun des organes en question, mais il faut d'ores et déjà qu'il soit bien entendu que presque toujours les lésions coïncident et que les symptômes se confondent dans la réalité, comme ils semblent du reste s'être confondus dans les descriptions des auteurs.

Pathogénie de la salpingo-ovarite blennorrhagique. — Il me reste, au point de vue de cette pathogénie des lésions profondes de la blennorrhagie, à montrer quelles sont les opinions au sujet du transport de la blennorrhagie de l'utérus à l'ovaire. Nous verrons, en effet, que celui-ci est atteint au même titre que la trompe et que, dans la plupart des cas, où on a pu vérifier l'état des organes, on a pu constater que presque toujours des lésions de l'ovaire coïncidaient avec des lésions de la trompe. Ici l'on ne peut plus admettre une propagation de proche en proche, de plus on a souvent constaté que les lésions de part et d'autre ne sont pas de même nature ; ainsi par exemple dans un cas de Rémy, on trouve du côté droit une apoplexie de l'ovaire en même temps qu'une pyosalpingite ; dans un fait de Schramm l'ovaire renferme du pus, la trompe correspondante de la sérosité. Dans certains cas, rares il est vrai, on a pu trouver des trompes parfaitement saines alors que les ovaires étaient suppurés; ce sont ces faits qui ont servi à Gallard et à Dalché pour écrire l'histoire de l'ovarite primitive, et qui ont fait admettre à Bernutz l'identité absolue de l'ovarite de la femme avec l'orchite blennorrhagique de l'homme.

Lawson Tait admet aussi la propagation de proche en proche par la trompe sans que celle-ci soit nécessairement lésée; mais ce transfert à distance sans lésions intermédiaires a pu paraître problématique et l'opinion soutenue par Delbet me paraît beaucoup plus justifiée. « Du moment que l'infection, dit-il, ne se fait pas par la face libre péritonéale, il faut qu'elle se fasse par le bord adhérent, par le tissu conjonctif ; c'est-à-dire que la voie d'infection est représentée par les lymphatiques. Cette théorie me paraît clairement démontrée par les faits où on trouve en même temps qu'un abcès de l'ovaire, des lymphangites du ligament large. Dans le fait de Bourdon, on trouve, du côté gauche l'abcès de l'ovaire et le phlegmon confondus, du côté droit, plusieurs petits foyers purulents dans le ligament large et dans l'ovaire » (Delbet).

Ces abcès sont-ils blennorrhagiques? Existe-t-il, en un mot, une ovarite suppurée ou non, blennorrhagique? La question ainsi posée paraît difficile à résoudre. Ce que l'on peut dire, c'est que l'ovarite coïncide souvent avec la blennorrhagie féminine. Cette notion est de date ancienne. Le fait de Panaroli en est un exemple et Satis (1847) dans sa thèse rapporte que Requin a vu plusieurs fois l'ovarite survenir au cours de la blennorrhagie. Je cite de nouveau pour mémoire

Bernutz, Dalché et Gallard, Fournier, etc., et je puis moi-même fournir nombre d'observations où j'ai pu constater manifestement l'ovarite au cours de la blennorrhagie.

On sait d'autre part que le gonocoque de Neisser ne vit que sur des épithéliums cylindriques et disparaît s'il est injecté dans le tissu cellulaire. Comment dès lors admettre sa prolifération possible pour produire l'ovarite interstitielle. « Comme tant d'autres complications de la blennorrhagie, elle est due à des infections secondaires ; et s'il est vrai, comme l'a soutenu Widal, que la muqueuse utérine constitue une sorte de filtre électif, que le streptocoque pyogène la traverse seul, il faut admettre que le streptocoque est le micro-organisme pathogène des gros abcès de l'ovaire. Mais ce fait n'a pas encore été directement constaté » (Delbet).

Anatomie pathologique de la salpingo-ovarite blennorrhagique. — Les lésions de *l'ovarite blennorrhagique* sont assez mal connues et ne semblent présenter aucune caractéristique. Dans la plupart des cas, coexistent d'autres lésions de voisinage, soit du côté de la trompe, soit du côté du péritoine, et elles ne semblent ainsi présenter quoique ce soit de particulier. On connaît mal, dit Pozzi, les lésions de l'ovarite aiguë. « Dans ces cas il est le plus souvent dévié, fixé par des adhérences dans le cul-de-sac de Douglas ou sur les côtés du bassin. Ordinairement les lésions ovariennes sont plutôt en retard qu'en avance sur celles des trompes. Elles peuvent exceptionnellement exister seules ; il s'agit alors d'ovarite scléro-kystique. » Nous ne pouvons guère admettre cette anatomie pathologique comme la vérité dans la blennorrhagie. Ce sont des lésions acquises, des lésions anciennes et la sclérose de l'ovaire soit simple, soit plus fréquemment micro-kystique, me paraît être un mode de terminaison de l'ovarite aiguë ou subaiguë. Ces lésions sont beaucoup trop différentes de celles que produit, en général, la blennorrhagie pour qu'on puisse admettre qu'elle soit en cause ici, ou tout au moins en cause directe. Il est plus probable, et ici c'est une hypothèse que j'émets, qu'à un moment donné, se sont montrés du côté de l'ovaire, sous l'influence de la blennorrhagie, des phénomènes congestifs, peut-être une infection avortée, laquelle s'est terminée par la disparition de l'élément virulent, ne trouvant pas au niveau de l'ovaire, les éléments nécessaires à son existence ; puis que, sous l'influence de cet élément étranger, sous l'influence aussi de la périoophorite secondaire, des adhérences, des fausses membranes, survenues elles-mêmes, sous l'action de l'infection blennorrhagique, l'ovaire s'est modifié et a présenté ces altérations si fréquentes dans la blennorrhagie tubaire, que l'on a désignées sous le nom d'ovarite scléro-kystique.

L'augmentation de volume momentané qu'il est parfois facile de constater de l'ovaire, pendant la période d'activité de la blennorrhagie, l'irrégularité de sa surface à ce moment, permettent de penser qu'il y a à son niveau des lésions subaiguës, qui peuvent se terminer par résolution ou plus

souvent par transformation scléreuse du tissu ova-
rien, déterminant l'apparition de petits kystes en
rapport avec la structure même de l'organe.

Au début, ai-je dit, l'inflammation s'est propagée par les lymphatiques. Cette infection peut
dépasser la période congestive, il peut se faire une
des infections secondaires dont j'ai émis la possibilité, et dans ces cas se forment des foyers suppurés plus ou moins étendus, plus ou moins nombreux. L'apparition de ces abcès, suivant Pozzi,
serait favorisée et comme préparée par un petit
kyste préexistant, kyste folliculaire, ou kyste du
corps jaune, ou même simplement par la dégénérescence scléro-kystique. Quand cette prédisposition n'existe pas, l'inflammation aiguë donne plutôt lieu à de la périoophorite.

Les lésions de la salpingite ont été beaucoup
mieux étudiées et le nombre considérable de trompes enlevées ont permis d'en faire des examens
répétés et complets.

La *salpingite blennorrhagique* peut présenter
toutes les lésions devenues classiques. Depuis la
salpingite catarrhale la plus simple jusqu'aux
poches purulentes les plus considérables.

Je dirai cependant que, d'après les malades que
j'ai eues sous les yeux, la forme correspondant
à ce que l'on décrit sous le nom de salpingite catarrhale ou de salpingite interstitielle m'a paru de
beaucoup la plus fréquente. Pour étudier ces lésions avec ordre, je me contenterai de prendre la
division qu'a admise M. Pozzi en salpingites non
kystiques et salpingites kystiques.

Parmi les premières se range la *salpingite aiguë*

catarrhale dont je viens d'indiquer la fréquence. Elle est caractérisée par une hypertrophie de l'organe, tuméfié en forme de cylindre, de sangsue, de saucisse, variant du volume du petit doigt à celui du pouce. On trouve de l'infiltration du tissu sous séreux et de la paroi tubaire elle-même. Elle paraît bosselée, moniliforme, son pavillon est replié sur lui-même, parfois fermé. Sa surface est rose, et l'on voit à la coupe la cavité remplie de replis hypertrophiés, gris rosé, lui donnant un aspect végétant. Ces replis sont cellulo-vasculaires et recouverts d'une couche de cellules épithéliales cylindriques à cils vibratiles. Cette intégrité de l'épithélium même dans les cas où l'on trouve la trompe remplie de pus est très en faveur de la nature blennorrhagique de la salpingite. On sait que la blennorrhagie, par suite de l'affinité élective spéciale du gonocoque pour l'épithélium ne produit guère que des lésions de surface » (Delbet).

La *salpingite aiguë purulente non kystique* conduit presque fatalement à la forme enkystée, lorsque le pus ne peut plus s'écouler par l'orifice utérin, ce fait se voit surtout dans la salpingite blennorrhagique, l'inflammation très intense produit, outre l'occlusion protectrice de l'orifice abdominal, un gonflement et une infiltration des parois, tels que le calibre de la trompe s'oblitère et cesse d'être perméable du côté de l'utérus. Sur une jeune fille morte de pneumonie et atteinte de vulvite aiguë, de vaginite et de métrite interne, Cornil a trouvé un bel exemple de salpingite purulente où ce processus semblait en voie d'évolution. Les trompes étaient remplies d'un liquide puriforme, composé de quelques leucocytes et en grande partie de cellules cylindriques, dont quelques-unes avaient subi la dégénérescence muqueuse. Les végétations primitivement isolées se réunissaient et formaient un tissu embryonnaire qui paraissait au premier abord homogène, formant une véritable couche de tissu nouveau doublant la paroi de la trompe et rétrécissant son calibre, en présentant du côté de la cavité de légères saillies, comme papillaires, constituées par du tissu embryonnaire ou des bourgeons charnus. Que le pus disparaisse, que ces végétations caduques s'organisent et la salpingite chronique sera constituée. (Pozzi.)

Dans la *salpingite chronique parenchymateuse* les lésions sont étendues à toute l'épaisseur des parois, et les lésions de la tunique moyenne prennent la plus grande importance. Le tissu conjonctif y prolifère considérablement. C'est l'analogue de l'épididymite chronique (Pozzi). Il peut se faire une véritable *salpingite chronique hypertrophique*.

La trompe a la grosseur du doigt, elle est violacée, lie-de-vin, sa paroi est épaisse, et charnue résistante et dans sa cavité, on trouve une substance pulpeuse formée par la muqueuse végétante dont l'épithélium est très altéré. Pozzi pense que ces faits sont relatifs à d'anciennes salpingites purulentes, que la perméabilité de l'ostium utérinum a préservé de la dilatation kystique. Dans un fait publié en 1885, Kaltenbach rapporte que sur une femme, qui au moment des époques menstruelles présentait des crises douloureuses effroyables, la trompe était creusée d'un canal très étroit et formé de parois rigides et d'une très grande épaisseur due à l'hypertrophie de la tunique musculaire, de la tunique des vaisseaux et à des hémorragies interstitielles. Suivant cet auteur le rétrécissement du conduit tubaire et consécutivement l'hypertrophie de la tunique musculaire, après la mort des gonocoques et le tarissement de la suppuration seraient un mode de terminaison de la salpingite blennorrhagique. Dans le cas de Pozzi, de Kaltembach et de Schauta, il y avait des antécédents certains de blennorrhagie.

Dans une autre variété de *salpingite chronique* qu'on peut appeler *atrophique*, l'infiltration cellulaire en se rétractant, amène une véritable résorption des tissus par un travail inodulaire plus ou moins actif.

Les *salpingites kystiques à contenu purulent* sont de beaucoup les plus communément observées, ce qui ne veut pas dire que ce sont les plus fréquentes. Elles constituent le pyosalpinx, la pyosalpingite, elles sont pour ainsi dire l'apanage de la blennorrhagie et de l'infection puerpérale, très souvent unies l'une avec l'autre.

Pour que le pyosalpinx se produise il faut une oblitération de l'ostium utérinum. Tait et Freund admettent un développement incomplet, un état infantile de l'oviducte qui prédisposerait à cette obstruction. Le volume de la tumeur varie d'une tête de fœtus au poing d'un enfant. Elle s'accompagne toujours de lésions de périsalpingite, de pelvi-péritonite variables dans leur degré. Ces lésions augmentent l'épaisseur des parois de la poche kystique et lui font contracter des adhérences avec les organes environnants, intestin grêle, gros intestin, vessie, rectum, etc. La forme de la trompe distendue varie suivant son volume suivant aussi ces adhérences. Elle peut être régulièrement distendue, elle peut présenter des séries de rétrécissements qui lui donnent un aspect moniliforme. Elle peut être incurvée, prendre la forme d'une petite cornemuse, d'une saucisse. L'épaisseur des parois, d'après Monprofit, serait en rapport avec la perméabilité ou l'oblitération de l'orifice utérin, oblitéré par l'épaississement de la muqueuse. Le pus contenu dans l'intérieur de la poche est épais, bien lié et constitué par des cellules épithéliales cylindriques, par des globules blancs. Cornil n'y a décélé la présence de micro-organismes de la suppuration, que dans des cas exceptionnels ; d'après Eberth et Kaltembach ils ne feraient défaut que dans les cas de lésions anciennes. Nous avons vu qu'il en est de même pour les gonocoques.

Les plis de la muqueuse sont épaissis, couverts de végétations ramifiées, dues à l'infiltration abondante du stroma par des cellules embryonnaires. Elles sont tapissées par une couche mince de cellules épithéliales cylindriques. Partout la dilatation des vaisseaux est notable.

L'hydropisie tubaire a pu être considérée comme un mode de guérison du pyosalpinx d'origine blennorrhagique. Enfin l'*hématosalpinx* c'est-à-dire l'épanchement dans des trompes atteintes de pyosalpingite aiguë ou chronique se rencontre assez souvent dans la blennorrhagie ; ce que l'on doit distinguer des petites hémorragies interstitielles, que j'ai signalées dans les formes chroniques de salpingites parenchymateuses.

Les lésions tubaires blennorrhagiques sont, d'après les auteurs, toujours bilatérales ou du moins, sauf de très rares exceptions ; en 1886 à la Société obstétricale de Philadelphie, de Baer a presque nié l'origine blennorrhagique d'une salpingite présentée par J. Price parce qu'un seul côté était atteint. Cette opinion qui a été longtemps admise me paraît exagérée et j'ai pu, dans nombre de cas, constater l'unitéralité de lésions au début, manifestement blennorrhagiques, de la trompe et de l'ovaire. Lawson Tait admet des salpingites purulentes unilatérales et Martin dans sa statistique de 287 malades a trouvé 58 fois, le côté droit seul pris et 138 fois le côté gauche seul. Ces faits étaient le résultat d'un examen clinique. Martin le compléta en disant que sur 77 salpingotomies, il avait trouvé 45 fois des lésions unilatérales.

Sur 210 observations, rassemblées par Delbet, on trouve 128 fois les lésions bilatérales et 62 fois unilatérales.

Il est possible que la bilatéralité succède à l'unitéralité et du reste les cas où j'ai pu constater cette dernière, et ils sont nombreux, étaient presque toujours des cas jeunes ; il est possible que la cause persistant, la métrite, l'infection se fasse, à un moment donné, du côté respecté jusqu'alors.

La fréquence de la salpingite, au début, du côté gauche est un fait d'observation contre lequel je suis étonné de voir s'élever M. Terrillon. Tous les auteurs sont d'accord sur ce point. Sur les 62 cas de salpingite unilatérale rassemblés par Delbet

30 fois la lésion siégeait à droite et 32 fois à gauche. Martin avait noté une énorme prédominance du côté gauche 138 contre 58 (Delbet). La cause de cette élection du côté gauche reste inconnue.

Étude clinique de la salpingo-ovarite.

— De même que dans cet aperçu anatomo-pathologique des oophoro-salpingites, j'ai laissé complètement de côté les lésions tenant à l'existence de la péritonite ou du phlegmon accompagnant d'une façon, pour ainsi dire constante, ces modifications de la trompe et de l'ovaire, de même dans l'étude des symptômes, je m'en tiendrai aux signes même fournis par la trompe et l'ovaire. C'est dire que je n'aurai, pour ainsi dire qu'à m'occuper de l'état local du diagnostic objectif, me réservant de traiter au chapitre suivant, de la pelvi-péritonite, l'ensemble symptomatique résultant dans tous les cas, de la réaction péritonéale, qui constitue le tableau morbide présenté par l'état général de la malade.

L'ovaire, la trompe, par eux-mêmes ne troublent pour ainsi dire pas l'état général et cela se conçoit il n'y a pas septicémie ; il y a infection locale, mais il n'y a pas généralisation. Cette infection locale reste localisée et dans les cas de blennorrhagie franche n'est pas « pyogène ». C'est exactement le même fait qui se passe dans l'orchite blennorrhagique de l'homme, où la réaction péritonéale n'existant pas, on peut, dans la très grande majorité des cas, constater l'évolution apyrétique et l'absence de phénomènes généraux.

C'est donc dépouillée de tout symptôme tenant à la réaction péritonéale que je veux décrire la salpingo-ovarite blennorrhagique, telle qu'on la rencontre le plus souvent lorsqu'on la recherche chez les malades atteintes de gonorrhée. — Pour bien la comprendre et la reconnaître, il faut examiner les femmes atteintes de blennorrhée chronique, de métrite blennorrhagique chronique. Chez ces femmes on la trouvera par le toucher associé au palper. Celui-ci sera presque toujours facile, l'absence de douleurs au niveau de l'abdomen permettra à la main de pénétrer en quelque sorte dans le bas-ventre et d'explorer ainsi tous les organes du petit bassin. La salpingite, en effet, chez ces malades s'établit d'une façon latente. C'est le doigt qui la révèle au chirurgien et c'est celui-ci qui apprend à la femme qu'elle en est atteinte.

Je donne là un tableau bien différent de celui que l'on trouve dans la plupart des auteurs qui décrivent avec un luxe de détails mélodramatiques les douleurs variées plus ou moins étendues à l'abdomen, que ressentent les malades atteintes de salpingite, qui montrent l'état général grave, la fièvre, l'élévation de température, le pouls rapide, le ballonnement du ventre, la sensibilité de l'abdomen, enfin un état d'abattement et d'anxiété, variables suivant les sujets. C'est qu'en effet ces auteurs ont eu en vue certaines salpingites compliquées ; c'est à la pelvipéritonite ou à la péritonite généralisée qu'on doit rattacher le tableau qu'ils ont tracé et non à l'oophoro-salpingite elle-même. Celle-ci peut, il est vrai, dès son apparition, et cela surtout quand elle se montre pendant la période aiguë de la blennorrhagie, se compliquer de péritonite aiguë ou subaiguë et alors le tableau symp-

tomatique classique devient la réalité ; celui-ci peut
s'atténuer, la pelvi-péritonite aiguë se calmer et la
salpingite demeurer seule persistante ; mais dans
ce cas, elle conserve des caractères que lui a impri-
més la crise aiguë de péritonite qui l'a accompagnée, et elle n'a plus ses caractères de pureté.
Aussi, je le répète, pour avoir le tableau clinique
exact de la salpingite blennorrhagique pure, il faut
le chercher chez des malades qui n'ont jamais présenté de crise aiguë périsalpingitique. Dans ces
cas on trouve des symptômes fonctionnels tenant
à la lésion tubo-ovarienne, qui peuvent attirer l'attention de ce côté et que je signalerai, on trouve
surtout des symptômes objectifs que donnent le
palper et le toucher, et qu'il faut de parti pris rechercher ; dans certains cas, on sera très surpris
de trouver des lésions très accentuées, alors
qu'aucun symptôme ne paraissait les annoncer.

La salpingo-ovarite n'est perceptible qu'au toucher aidé du palper. Telle doit être la règle à for-
muler dès le début. Il est certain que, dans certains cas, pour un observateur très exercé, le
toucher seul peut suffire, mais c'est la grande
exception et on s'expose à commettre les erreurs
les plus préjudiciables.

La femme est couchée dans le décubitus dorsal,
telle est la situation qui nous a toujours paru la
plus favorable. Le doigt ou si l'on peut, les deux
doigts, index et médius de la main droite sont intro-
duits dans le vagin ; dans tous les cas on doit pouvoir ainsi explorer les annexes. Toutefois, si l'on
n'est exercé à cette manœuvre, il sera préférable
de suivre les préceptes de Schultze, d'introduire

pour explorer le coté droit, l'index de la main droite et pour l'ovaire gauche, l'index de la main gauche, pendant que la main opposée appuie sur l'abdomen et abaisse en quelque sorte en masse tout ce qu'elle rencontre au niveau de la fosse iliaque. Cette double manœuvre doit s'exécuter avec la plus grande douceur, il faut agir par persuasion à l'égard des muscles de l'abdomen qui ont toujours grande tendance à se contracter et à défendre, en quelque sorte, l'accès de la main dans les profondeurs de la fosse iliaque. Il faut que la malade respire largement, fléchisse légèrement les cuisses sur le bassin et *veuille* relàcher sa paroi abdominale. Cette bonne volonté de la malade est d'une grande importance et pour l'obtenir il faut démontrer à la patiente toute l'importance de l'exploration qu'elle doit subir.

Après avoir constaté les lésions utérines par le toucher, le doigt va, en suivant le rebord interne, du psoas jusqu'au détroit supérieur, explorer les culs-de-sac vaginaux. Il se trouve alors placé entre l'utérus plus ou moins fixé et abaissé par la main abdominale et le bord du détroit, s'il n'y a pas de lésion, on sentira les trompes et les ovaires avec leur volume, leur mobilité normales, on percevra même, dans le plus grand nombre des cas, les irrégularités de la surface ovarienne, et très certainement nombre d'ovaires ainsi explorés chez des femmes saines d'ailleurs présentaient au doigt très nettement la sensation d'ovaires scléro-kystiques. Ceci soit dit en passant, pour montrer combien cette lésion est fréquente, sinon constante et combien sont exagérés les auteurs qui se donnent un bill de satisfaction, quand, après une oophorectomie, ils constatent avec plaisir l'état scléro-kystique des ovaires, comme une raison suffisante pour légitimer l'ablation qu'ils viennent de commettre. Cette facilité d'exploration des ovaires et des trompes n'est pas constante. Chez certaines malades, soit à cause de la contraction des muscles abdominaux, soit par suite de l'embonpoint exagéré des parois de l'abdomen, soit sous l'effet d'une sensibilité exagérée, il est, pour ainsi dire, impossible de faire descendre par la paroi abdominale les annexes sur le doigt vaginal. Dans ces cas il sera utile d'avoir recours à la chloroformisation. « Je ne saurais trop m'élever, dit avec raison M. Pozzi, contre la négligence systématique de ce précieux auxiliaire pour l'investigation. » C'est qu'en effet de la recherche diagnostique que l'on fait, dépendra la résolution chirurgicale que l'on doit prendre.

En suivant avec le doigt les bords de l'utérus abaissé, on trouve dans les cas de salpingo-ovarite blennorrhagique, une augmentation de volume notable de l'ovaire. Celui-ci est mobile, mais du volume d'une petite pomme d'api, il est possible de l'explorer dans tous les sens ; lorsqu'on le prend entre les doigts abdominaux et les doigts vaginaux on provoque une douleur plus ou moins vive, fixe, que l'on retrouve à son niveau seulement et bien différente de la sensation toute particulière que ressentent les malades dont on presse l'ovaire sain ; sa surface, dans bien des cas, m'a semblé plus lisse qu'à l'état normal, on n'y sent plus les cicatrices, les irrégularités que l'on trouve d'ordinaire. Mais ce signe manifeste dans certains cas est très inconstant ; il m'est arrivé souvent, surtout chez des filles jeunes, de rencontrer des ovaires absolument lisses et certainement normaux. Le siège de l'ovaire est variable, tantôt on le trouve sur les côtés de l'utérus, ce qui est la règle, tantôt, au contraire, on le trouvera dans le cul-de-sac de Douglas et alors il devient très perceptible, très accessible et facile à explorer. Il ne faudrait pas croire que la mobilité de l'ovaire est un signe d'intégrité ; elle indique simplement qu'il n'y a pas eu de pelvi-péritonite et que la lésion est localisée à la glande elle-même.

Il en est ainsi de la trompe, que l'on perçoit par la même manœuvre et en même temps que l'ovaire. Tantôt accolés l'un à l'autre, tantôt très séparément perceptibles, il est, dans la très grande majorité des cas, possible de distinguer l'un de l'autre la trompe de l'ovaire. La trompe peut être accessible dans toute son étendue, tantôt, au contraire, n'être sentie que par sa partie moyenne. Cette différence de sensation tient surtout à l'abaissement plus ou moins grand de l'utérus, à sa mobilité, à sa situation. Les cas d'anté ou de rétroversion marquée sont généralement les cas les plus favorables pour l'exploration totale de la trompe. On atteint facilement la corne utérine et on sent alors un gros cordon, du volume du petit doigt, plus ou moins distinct, plus ou moins dur et transversalement allongé, allant de l'utérus vers le détroit supérieur (Seuvre). Ce cordon peut conserver son caractère et son volume dans toute son étendue ; mais il peut aussi se renfler progressivement et former alors une petite tumeur dure, mobile, lisse, de consistance variable et qui constitue la trompe plus ou moins augmentée de volume. Cette trompe variera de consistance suivant qu'on aura affaire à une salpingite non kystique ou kystique, quoique, disons-le de suite, il est parfois très difficile au point de vue clinique, dans les cas de salpingite à parois épaissies, de trouver une fluctuation quelconque dans une trompe contenant peu de liquide, et placée profondément. Dans les cas de salpingite non kystique on sent la tumeur dure, arrondie, variant du volume du pouce au volume d'une pomme. Elle est régulière, allongée plus ou moins courbée d'avant en arrière et se continuant ainsi que je l'ai dit avec la corne utérine. Lorsque le doigt appuie à son niveau la malade ressent une douleur plus ou moins vive, « exquise » disait Gallard en parlant de l'ovaire, et que l'on pourrait ici répéter.

Cette forme est la forme ordinaire due à la blennorrhagie; c'est celle que l'on rencontre dans presque tous les cas que l'on observe cliniquement. Cependant si on lit les auteurs qui traitent de la salpingite, on voit toujours le pyosalpinx décrit comme la lésion le plus fréquemment rencontrée, j'en excepte M. Thibault qui dans sa thèse a parfaitement indiqué cette évolution particulière, ce temps d'arrêt en quelque sorte dans la poussée inflammatoire particulière à la blennorrhagie. L'erreur des auteurs s'explique facilement, c'est que tous ou presque tous n'ont fait leurs descriptions que d'après les pièces qu'ils ont enlevées par la laparotomie; dans ces faits de salpingite latente, les malades ne réclament aucune intervention, c'est donc la clinique seule qui peut renseigner à l'égard de sa présence.

Les salpingites suppurées, beaucoup plus rares relativement, se révèlent au toucher par la présence d'une tumeur plus ou moins volumineuse, pouvant atteindre un volume relativement considérable. Dans la salpingite blennorrhagique, cela est l'exception. C'est le plus souvent une petite quantité de pus que l'on trouve dans la trompe et la tumeur ne dépasse guère le volume de celle que forme la salpingite catarrhale. La douleur peut être plus vive, mais dans nombre de cas aussi, le pus ne se révèle qu'au moment de l'ablation de la trompe.

Au toucher vaginal, au palper, on adjoint le toucher rectal qui peut donner des renseignements précieux. Il permet de délimiter plus exactement la tumeur et souvent ce n'est que par le toucher rectal que l'on peut reconnaître la présence de liquide dans la trompe dilatée.

En somme la salpingo-ovarite blennorrhagique pure ne se révèle à l'exploration que par deux signes, l'augmentation de volume et de consistance de l'ovaire et de la trompe, la douleur au toucher des deux organes.

Ces signes sont, je le répète, souvent les seuls signes que l'on doit rechercher chez toute femme atteinte de blennorrhagie, surtout de métrite blennorrhagique ancienne, et qui révèlent l'existence de cette propagation profonde de la gonorrhée.

Souvent cependant des symptômes fonctionnels

s'y ajoutent. Ce sont des phénomènes dus la plupart du temps à la métrite. Ce sont des troubles menstruels. Aménorrhée ou dysménorrhée chez nombre de femmes, chez lesquelles on ne trouve pas de lésions utérines (métrite fongueuse) capable d'expliquer des ménorrhagies plus ou moins abondantes; on trouve souvent l'origine de ces pertes dans l'existence d'une salpingo-ovarite.

Les douleurs au moment des règles, les règles douloureuses sont très fréquemment le signe révélateur de la salpingite et, je le répète, trop souvent de la blennorrhagie latente; les douleurs varient suivant les malades; légères à certaines époques, elles sont plus violentes à d'autres. Elles forcent les malades à garder le repos, dans le décubitus dorsal; la marche devient impossible au moment des règles, les cahots d'une voiture sont intolérables. Ces douleurs persistent deux, trois, quatre jours avant l'apparition du sang menstruel; dès que celui-ci apparaît, tout cesse comme par enchantement. Souvent aussi ces douleurs sont intermittentes. Elles reviennent toutes les deux époques de règles et on entendra fréquemment les malades dire « qu'elles ont un bon et un mauvais mois ». Elles savent d'avance si leurs règles seront ou ne seront pas douloureuses.

Les douleurs siègent soit au bas-ventre, soit au niveau des lombes; ces dernières beaucoup plus pénibles, mais moins prolongées. Les douleurs du bas-ventre, « pesanteurs ou coliques », sont souvent constantes, c'est-à-dire persistent après les règles atténuées plus ou moins.

Enfin on a décrit une colique tubaire. Ce sont

des coliques intermittentes siégeant ordinairement d'un seul côté du bas-ventre et plus souvent à gauche. Elles s'exagèrent par la pression et après une durée variable elles disparaissent, « lorsque l'utérus, en communication avec la trompe, laisse écouler un liquide de nature variable, séreux, purulent ou sanguin. Ces coliques, qui naissent particulièrement par la pression au-dessus du ligament de Fallope et qui peuvent s'irradier en différents sens, apparaissent par accès, par attaques dont la durée et le retour ne sont pas constants et ne sont soumis à aucune régularité » (Ozenne). On les a attribuées à l'évacuation par la trompe elle-même du liquide qu'elle contenait, les assimilant à la colique hépatique. Un fait de Routier semble démontrer bien évidemment la réalité de cette pathogénie et on a pu voir des observations où la tumeur formée par la trompe dilatée n'était plus retrouvée au toucher après une colique de cette nature. C'est par ce fait aussi qu'on a expliqué les heureux résultats de la thérapeutique utérine appliquée à la cure des salpingites kystiques.

La salpingo-ovarite s'accompagne souvent d'écoulement utérin et Routier a pu démontrer qu'en pressant sur la tumeur tubaire, on pouvait l'évacuer par l'utérus, et faire dans certains cas sortir le pus qui la constituait.

La marche de la salpingo-ovarite blennorrhagique est variable, suivant qu'elle reste pure de toute complication ou de toute infection surajoutée.

Lorsqu'elle reste uniquement blennorrhagique, elle peut persister de longues années sans donner lieu à aucun symptôme, même gênant. Elle est d'ordinaire bilatérale. Elle débute cependant presque toujours du côté gauche. C'est de ce côté qu'il faut l'aller découvrir. Rarement elle y reste localisée, et, sans que rien le révèle, elle atteint bientôt le côté droit.

Mais son existence, même à l'état latent, n'en est pas moins une menace sérieuse pour l'avenir. Il suffit, en effet, d'une circonstance surajoutée pour changer complètement le pronostic. Sous l'influence d'un excès, d'une fatigue, à la suite d'un accouchement surtout, on peut voir survenir tous les dangers de la pelvi-péritonite, et avec eux tous ceux qui résultent de la formation d'abcès plus ou moins étendus, de suppurations tubo-ovariennes ou péritonéales.

Il ne faudrait donc pas conclure de la durée prolongée possible, de l'absence des symptômes, à la bénignité de la lésion : il faut savoir que la femme qui en est atteinte est exposée à toute heure de sa vie, en quelque sorte, aux accidents les plus graves, aux complications les plus terribles.

La guérison est possible. Parfois, mais exceptionnellement, elle se fait spontanément. On peut constater, par le toucher pratiqué à des époques plus ou moins éloignées, une diminution progressive de la tumeur ; puis, à un moment donné, tout disparaît et les malades semblent revenues à leur état normal. Ces terminaisons heureuses se produisent lorsque la blennorrhagie s'est guérie. Il semblerait que la trompe et l'ovaire n'ayant plus par eux-mêmes l'élément virulent (on sait qu'après un certain temps de durée, on ne le retrouve plus, même pendant la période active de la salpingo-ovarite), l'utérus ne fournissant plus d'éléments pouvant infecter les annexes, ceux-ci reviennent peu à peu à leur état normal, et tout rentre dans l'ordre. Il serait dangereux de compter sur cette évolution exceptionnelle et la raison peut s'en trouver dans l'exceptionnelle guérison spontanée de la métrite. J'ai dit combien persistait longtemps la virulence de la métrite blennorrhagique, combien difficile est sa guérison, c'est dire combien doit être rare la disparition de la salpingo-ovarite. C'est aussi montrer quelle voie on doit suivre pour obtenir par la thérapeutique le retour à l'état normal.

Traitement de la salpingo-ovarite blennorrhagique. — Dans le temps actuel de laparotomie à outrance, on n'hésite pas, et toute trompe augmentée de volume, tout ovaire congestionné est voué inévitablement à l'extirpation, soit par l'abdomen, soit par le vagin, que lui importe la voie qu'il devra suivre. Et formidable est le nombre de femmes dont on a ainsi supprimé la fonction génitale, déjà bien compromise par le fait de la blennorrhagie, hâtons-nous de le dire.

Dans ces derniers mois, on a commencé à réagir et à prier les laparotomistes de regarder un peu avant d'enlever de parti pris les annexes ; on s'est aperçu, presque avec étonnement, que nombre de femmes déjà sous le couteau avaient eu l'ingénieuse idée de guérir, en conservant leurs trompes et leurs ovaires et en évitant une intervention, qui, quoi qu'on ait pu en dire, n'en conserve pas moins quelque danger et présente souvent quelques inconvénients, ne serait-ce que celui de déterminer une certaine émotion.

Je ne citerai en France que les noms de Tissier, Doléris, Pichevin qui, dans des travaux étudiés, ont démontré surabondamment l'abus qu'on a fait de la castration, et pour reprendre l'argument si souvent répété, je dirai : Comme l'on ne castre pas, et avec juste raison, tous les hommes atteints d'orchite blennorrhagique, il ne faut pas davantage castrer les femmes atteintes de salpingo-ovarite. C'est la même lésion, c'est la même affection, avaient, avec juste raison, dit Bernutz et Gallard ; pourquoi exiger un traitement différent? C'est d'après les mêmes principes qu'il faut soigner les uns et les autres, et ne faites pas à autrui ce que vous ne voudriez pas qui vous fût fait.

Dans l'orchite blennorrhagique masculine, on porte toute son attention sur l'uréthrite qui est la cause première de l'orchite ; de même chez la femme il faut s'attacher à traiter la métrite. Tout homme atteint de goutte militaire est exposé à des orchites à répétition, à une orchite chronique ; de même toute femme atteinte de blennorrhée utérine est sous le coup de la salpingo-ovarite chronique. Chez l'un, pour le mettre à l'abri de tout retour offensif aigu ou chronique de son épididymite, on dirige le traitement contre la blennorrhée uréthrale, jusqu'à ce qu'on en ait obtenu la disparition. Chez l'autre, on devra de même traiter l'utérus jusqu'à ce que toute source d'infection soit tarie pour les annexes.

Je le répète, c'est le traitement de la métrite qui est le traitement de la blennorrhagie des trompes et des ovaires ; cette dernière ne disparaîtra qu'avec la métrite. En la guérissant, non seulement on met les trompes dans les conditions les plus favorables pour obtenir la guérison spontanée, mais encore on s'oppose à la possibilité d'une infection mixte par la voie utérine. J'ai dit combien était fréquente, chez les métritiques gonococciques, l'infection mixte de l'utérus ; il faut savoir que cette infection mixte peut se propager aux trompes, aux ovaires et déterminer alors les phénomènes graves de la salpingo-ovarite blennorrhagique, les suppurations étendues, les poussées péritonitiques locales, les péritonites mortelles.

Traiter la métrite c'est faire le traitement prophylactique qui met à l'abri les organes profonds d'une infection mixte et laisser guérir la salpingite blennorrhagique par elle-même, rarement pyogène et surtout presque toujours locale.

La dilatation lente et prolongée de l'utérus, le drainage utérin prolongé, alliés à une antisepsie absolue de la cavité du col et du corps utérins, tels sont les deux moyens, dans presque tous les cas souverains, pour obtenir la désinfection utérine et la résolution des lésions salpingo-ovariennes.

A ces deux moyens sur lesquels je ne reviens pas, on pourra ajouter les résolutifs, et je me suis trouvé, après beaucoup d'auteurs, très bien des douches chaudes prolongées pour obtenir un double résultat, une antisepsie très complète par lavage abondant et prolongé, une sédation très marquée des phénomènes douloureux et des hémorragies.

Outre ces moyens qui suffisent dans les cas simples, il faut ajouter le curettage, l'opération de Schrœder, lorsque les comportent les lésions de l'utérus. C'est l'état de l'utérus qui doit guider le chirurgien dans le choix de sa thérapeutique et je renvoie à cet égard à ce que j'ai déjà dit en parlant de la métrite.

Contre la salpingite, quelques auteurs, avec juste raison, ont conseillé les révulsifs, la teinture d'iode, les vésicatoires volants, répétés au niveau des fosses iliaques, tantôt à droite, tantôt à gauche. On facilitera les garde-robes par des purgatifs salins et on conseillera les lavements de façon à écarter ce qui pourrait déterminer une congestion du côté du petit bassin. La malade évitera toute fatigue, tout excès; elle devra garder un repos relatif, et peu à peu les lésions s'atténueront. Il faut savoir que le traitement doit être prolongé pendant un temps assez long, qu'on n'agit en somme qu'en mettant les trompes dans les conditions les plus favorables pour se guérir spontanément, mais qu'on n'a que peu de moyens d'agir directement sur elles, afin d'activer leur retour à l'état normal.

Ce traitement suffit toujours dans les cas de salpingo-ovarite blennorrhagique, sans suppuration des trompes. Il en est de même lorsqu'il existe du pus dans la trompe, lorsqu'il n'existe que du pus blennorrhagique, lorsqu'il n'y a pas d'infection mixte. Les observations sont nombreuses qui ont montré l'évacuation possible et la guérison consécutive à l'issue du pus tubaire par la cavité utérine dilatée. Cependant il ne faudrait pas croire qu'il en sera toujours ainsi, et la question de l'intervention peut être discutée lorsque l'on se trouve en présence d'une salpingite sup-purée même blennorrhagique pure, ce que nous savons d'ailleurs être rare.

Pour nombre de chirurgiens, il n'y a pas d'hé-sitation ; s'il y a du pus, il faut enlever l'organe, par l'abdomen ou par le vagin, peu importe.

Il y a là certainement une exagération. Il est certain que dans ces cas l'intervention n'est que peu dangereuse ; on a démontré l'innocuité du pus blennorrhagique pour le péritoine ; les malades sont donc dans les meilleures conditions pour guérir de leur intervention, mais en perdant leurs trompes et leurs ovaires.

Ne serait-il pas beaucoup plus logique, dans ces cas, de considérer le pus comme un corps étran-ger non résorbable, gênant par sa présence et sans tendance à se reproduire, puisqu'il n'y a plus de blennorrhagie (il est entendu que la métrite a été soignée et guérie) ; n'est-il pas naturel de penser que, dès qu'on lui aura donné issue, l'or-gane qui le contient pourra revenir sur lui-même et recouvrer ses caractères normaux, en conser-vant même sa perméabilité et par suite ses fonc-tions. C'est l'évacuation d'un kyste purulent à faire, d'un kyste à parois tapissées d'épithélium normal qui est indiquée et que l'on doit faire en respectant l'organe lui-même et par le procédé le plus simple.

C'est ici, je crois, que les procédés de ponction de la salpingite doivent donner leurs plus beaux succès et c'est dans ces conditions, j'en suis per-suadé, que se présentaient les malades, pouvant guérir après une seule ponction, par exemple de leur salpingite suppurée. Depuis de très longues années on avait ouvert des collections purulentes par les culs-de-sac vaginaux, lorsque la tumeur venait « bomber » dans le vagin, et on attendait ce moment, on attendait qu'il y ait eu des adhérences, que peu à peu la collection ait gagné de proche en proche, et on prévenait, en somme, l'ouverture spontanée par un cul-de-sac vaginal. Mais ici, dans les conditions particulières où se présente la salpingite blennorrhagique suppurée, il n'y a pas d'adhérences, la trompe est mobile, il s'ensuit donc des difficultés pour l'atteindre et des risques de blesser le péritoine. Ce dernier danger est bien atténué actuellement et on s'en préoccupe peu.

Aussi a-t-on proposé de ponctionner par un cul-de-sac, de rechercher ainsi la collection tubaire. MM. Laroyenne et Vuillet se sont faits les défenseurs de cette méthode. M. Nitot publiait récemment un cas où il obtint un très beau succès, en modifiant quelque peu le procédé.

La méthode de Laroyenne diffère de celle de Vuillet. Il ouvre largement la cavité purulente dès qu'il a rencontré du pus par la ponction. M. Vuillet se contente de ponctionner à plusieurs reprises avec un trocart capillaire et d'évacuer la poche, puis de laisser tout en place : il a vu des malades guérir ainsi, après une seule évacuation. M. Nitot a fait dans une salpingite ainsi suppurée des lavages avec une solution de sublimé.

Ces procédés sont certes de beaucoup les plus bénins et je crois que dans les cas particuliers où nous nous plaçons c'est à eux qu'il est préférable d'avoir recours.

6. Péritonite blennorrhagique.

PELVI-PÉRITONITE OU PÉRIMÉTRO-SALPINGO-OVARITE

Le péritoine chez la femme présente une disposition particulière. Il se continue par transition insensible avec la cavité de la trompe. D'autre part, il tapisse, dans une grande étendue, leur formant une véritable tunique séreuse, les organes génitaux profonds. Il est donc par ce fait seul de la disposition anatomique exposé à subir la propagation ou la réaction des infections génitales.

Ce double mode pathogénique de la péritonite génitale indique qu'il peut exister deux variétés de péritonites. Je rapporterai, dans un instant, les opinions admises par les auteurs et noterai les preuves qu'ils ne peuvent fournir pour établir l'exactitude de ce que j'avance actuellement, guidé par le seul raisonnement s'appuyant sur l'anatomie et la pathologie générale.

Lorsque la trompe est envahie par le gonocoque pur, nous avons vu qu'elle était le plus souvent le siège d'une salpingite parenchymateuse, non suppurée. Ne peut-on pas admettre que, le pavillon n'étant pas oblitéré, par lui se développe une péritonite gonococcique, blennorrhagique, dont les caractères, variant suivant que l'on a affaire à une salpingite blennorrhagique pure ou à une salpingite suppurée, sera blennorrhagique pure ou mixte. Dans un cas, on verra se produire ce que produit la blennorrhagie, le gonocoque, sur toutes les séreuses (arthrites plastiques ankylosantes), c'est-à-dire une congestion active, une inflammation plus ou moins aiguë, auraient dit nos ancêtres, puis une accalmie assez rapide des phénomènes suivie d'une production intense, rapide et étendue d'adhérences et d'épaississement fibreux sans qu'il soit survenu trace de pus, sans que l'organisme ait été infecté *généralement* par l'invasion péritonéale ; le gonocoque, même en grande quantité, en rapport même avec une vaste surface absorbante, comme l'est le péritoine, n'empoisonne pas l'organisme, n'est pas mortel.

Si la salpingite n'est pas seulement blennorrhagique, mais mixte, puerpéro-gonorrhéique (Saenger), les choses vont changer et peuvent devenir beaucoup plus graves ; il y a des éléments, souvent atténués par la présence du gonocoque, mais parfois aussi conservant toute leur virulence, et c'est dans ce cas que l'on verra se produire les péritonites généralisées, suppurées et mortelles, les collections plus ou moins volumineuses ou plus ou moins nombreuses qui occupent le bassin, les fosses iliaques et forment ces énormes tumeurs que l'on a trop fréquemment l'occasion de rencontrer.

Ces deux formes, que l'on peut appeler les péritonites blennorrhagiques vraies, peuvent présenter différents degrés, on le conçoit, mais elles présentent cette caractéristique qu'elles sont causées par la blennorrhagie elle-même ; elles sont une propagation profonde, une localisation de virus blennorrhagique.

Dans d'autres faits, il n'en est plus ainsi ; la péritonite devient une complication de la salpingo-ovarite blennorrhagique, bien plutôt qu'une véritable localisation de la gonorrhée. Cette distinction a été peu établie dans les auteurs et j'y insiste avec d'autant plus de soin que, suivant moi, elle éclaire tout particulièrement cette question si controversée, et qu'elle nous explique dès maintenant les apparentes contradictions qui se sont produites chez les nombreux auteurs qui ont recherché la nature de ces péritonites.

Le péritoine dans ces faits n'est plus atteint *parce qu'il* se continue avec la muqueuse tubaire, la trompe peut être fermée, et c'est ce qui se passe dans le plus grand nombre des cas ; la communication n'existe plus, le mode de propagation directe ne peut donc plus être admis. Le péritoine réagit comme tunique séreuse. Toute séreuse en contact avec un organe atteint d'une infection ou d'une altération quelconque participe dans une mesure variable à l'altération de cet organe. S'il y a pneumonie, il y a pleurésie ; s'il y a entérite, il y a péritonite ; s'il y a cholécystite, il y a péricystite ; s'il y a splénite, il y a périsplénite, etc. Le tissu cellulaire, dont est la séreuse péritonéale, est un organe passif ; il ne fait rien par lui-même en pathologie, mais il est l'écho fidèle et le *reproducteur passif* de tout ce qui se passe au niveau de l'organe noble qu'il entoure, qu'il contient, qu'il enveloppe. Je pourrais multiplier les exemples. Toute lymphangite n'a sa gravité que par suite du phlegmon qu'elle détermine dans le tissu cellulaire péri-lymphangitique, à toute adénite s'ajoute une péri-adénite. Dans le foie, dans la moelle, la sclérose du tissu cellulaire n'apparaît jamais que s'il y a une lésion primitive de la cellule hépatique, ou nerveuse.

Pour le péritoine du petit bassin, il en est de même : lorsque la trompe, l'ovaire sont atteints de salpingo-ovarite blennorrhagique ou autre, le péritoine ambiant participe à leur infection et se sclérose, il forme des collections purulentes, des adhérences, des rétractions ; des fausses membranes s'organisent, les organes se déplacent, tiraillés plus ou moins par ces fausses membranes, la pelvi-péritonite est constituée et, quoi qu'on en ait dit, cette notion n'est pas nouvelle, Bernutz, l'avait indiquée d'une façon très explicite, quand il dit que : « Ce groupe nosologique a comme élément prédominant une inflammation de la séreuse pelvienne, qui reconnaît pour cause un état morbide, variable, d'un des organes génitaux internes, presque toujours des trompes. » (Bernutz, Clin. de la Charité, 13ᵉ confér., p. 241.)

Nature de la pelvi-péritonite blennorrhagique. — Pour établir la réalité de cette division des pelvi-péritonites, il faut nous adresser à l'expérimentation, à l'anatomie pathologique et à la clinique. L'argument le plus puissant qui ait été opposé à la blennorrhagie péritonéale est l'innocuité absolue des inoculations de pus blennorrhagique dans le péritoine des animaux. M. Charrier, dans une thèse récente et soigneusement étudiée, rapporte une série d'expériences qu'il a faites à cet égard. Tantôt injectant dans le péritoine de cobayes, de lapins ou de souris du pus blennorrhagique gonococcique même en grande quantité, tantôt déposant dans le péritoine de ces mêmes animaux de petits tampons d'ouate imbibés du même pus, il n'a pu provoquer l'apparition d'une péritonite. Le pus était absorbé, le coton disparaissait sans que les animaux aient paru en être incommodés. Malgré ces expériences, il n'hésite pas à admettre l'existence de la péritonite blennorrhagique « sans pouvoir encore dire gonorrhéique, car il lui a été impossible de préciser le rôle du gonocoque dans cette péritonite et cependant il existe » (Charrier).

Si nous recherchons, dans les auteurs qui ont étudié la question, nous voyons les contradictions les plus marquées se produire. C'est ainsi que Gordon (1890) reconnaît une péritonite vénérienne en dehors de toute spécificité ; que Bumm n'admet pas que le gonocoque puisse atteindre la trompe et à plus forte raison le péritoine, qu'il périt suivant lui dans le tissu cellulaire et sur une séreuse. Il s'y enkyste comme un corps étranger, mais ne provoque pas d'inflammation ; « pour qu'il y ait péritonite, il faut qu'au gonocoque s'ajoutent des microbes pyogènes ordinaires ».

Bientôt on démontra que le gonocoque se rencontrait dans le pus d'arthrites blennorrhagiques (Menge). De là on peut admettre la péritonite à gonocoques (Vertheim) ; on objecte l'absence ordinaire de réaction après les laparotomies où l'on rompt dans le péritoine une trompe suppurée, mais cela peut très bien tenir soit à l'emploi des antiseptiques, soit à la virulence atténuée dans ces pus depuis très longtemps collectés.

Ayant rapporté les expériences de Charrier, je dois rapporter celles de Wertheim qui obtint des résultats opposés.

« J'ai opéré, dit-il, en introduisant dans le péritoine une culture pure accompagnée d'un morceau gros comme une lentille du milieu de culture. Déjà au bout de 24 heures, il y a manifestement une péritonite séro-purulente, ayant son maximum autour du petit morceau du milieu de culture, et l'examen histologique montre des gonocoques en abondance infiltrant le péritoine et ses cellules. Mais à partir de ce moment, les gonocoques deviennent vite difficiles à colorer; il est vrai que par l'ensemencement du pus on les met encore en évidence. Si on laisse l'infection évoluer, elle ne cause pas la mort, mais se termine simplement par adhérences. On peut même infecter le péritoine à l'aide d'une culture vieille de 10 jours, ne contenant plus que des gonocoques difficiles à colorer. — « Donc, dit Wertheim, la péritonite à gonocoques est possible chez certains animaux... Cela étant, j'admets la fréquence démontrée des infections mixtes dans l'étiologie des diverses infections péri-utérines, mais je prétends que cette infection mixte n'est pas nécessaire; le gonocoque non seulement peut faire suppurer le péritoine, mais il est capable de pénétrer dans la profondeur des tissus. »

Nous avons déjà relaté les faits de suppuration, en particulier dans les trompes, où l'on trouve le gonocoque à l'état de pureté et ayant par sa présence seule déterminé la formation du pus; il devient donc impossible de nier la possibilité d'une péritonite par gonocoque, par l'unique raison que les recherches bactériologiques, même de beaucoup de cas, n'auront jamais décelé la présence de champignons gonorrhéiques dans les produits inflammatoires. « Il faut se souvenir que malgré les efforts de chercheurs zélés (Gusserow, Cornil, Terrillon, Nœggerath), beaucoup de temps s'écoula avant que Westermark, pour la première fois, réussît à mettre en évidence le gonocoque dans le pus tubaire. Peut-être en est-il ainsi de la péritonite gonorrhéique ; il est très vraisemblable que, pour être tardive, la démonstration de son existence se fera comme s'est faite celle de la salpingite gonorrhéique. » (Charrier.)

On ne peut donc pas dire que la péritonite gonorrhéique n'existe pas. Telle est la conclusion à laquelle arrive Charrier dans son travail auquel nous avons en grande partie emprunté cet historique, telle est celle à laquelle je me range.

Quant à la périmétro-salpingo-ovarite, à la pelvi-péritonite de voisinage, elle prend le plus souvent une forme chronique et accompagne presque constamment la salpingo-ovarite blennorrhagique ; est-il nécessaire de faire intervenir pour expliquer son existence la présence du gonocoque ? L'irritation chronique des sécrétions qui s'écoulent des parois tubaires que revêt le péritoine, peut suffire pour expliquer son apparition, sans qu'il soit nécessaire de faire intervenir une infection mixte ou spécifique. Il est cependant un fait qui peut plaider en faveur de la spécificité, ou tout au moins de l'existence d'une infection mixte, c'est la présence dans de nombreux cas de collections suppurées au milieu des fausses membranes. On a assuré que l'on avait affaire à des collections aseptiques et qu'elles seraient dues à une fonte cellulaire sans intervention d'aucun élément étranger. « Mais les travaux de Orthmann, Kreibohm, Rosenbach, Gravitz, Scheuerlen, ont démontré que les matériaux chimiques irritants et, en première ligne, la toxine provenant des bactéries pyogènes et d'autres bactéries, peuvent devenir la cause de suppurations aiguës. Toutefois, les suppurations produites cliniquement n'ont été observées, jusqu'à présent que dans le tissu cellulaire sous-cutané ou dans les muscles, mais jamais dans la cavité péritonéale. Perpice, Pawlowsky, Fraenkel n'ont produit ainsi que des péritonites séreuses, séro-fibrineuses et hémorragiques.

Il ne reste donc, comme étiologie pour les formes suppuratives des inflammations péritonéales qui compliquent la gonorrhée tubaire, que les agents qui déterminent cette gonorrhée ou ceux qui agissent par infection mixte, tandis que pour les autres formes inflammatoires de la séreuse pelvienne, l'action chimique de la toxine du pus pourrait entrer en ligne de compte » (Menge, cité par Charrier).

De cette longue discussion, il ressort que les probabilités les plus grandes sont en faveur de l'existence dans tous les cas d'un élément spécifique déterminant l'apparition de la péritonite blennorrhagique, mais que le microscope non plus que l'expérimentation n'ont pu encore la déceler d'une manière irréfutable. La péritonite blennorrhagique semble exister manifestement blennorrhagique ; le plus souvent elle est le résultat d'une infection mixte. Elle est une propagation de la blennorrhagie des trompes au péritoine.

Le gonocoque se cultive dans le péritoine et y conserve le caractère d'évolution que l'on retrouve dans toutes les séreuses où on l'a rencontré.

La périmétro-salpingite suppurée est probablement due aussi à la présence même du gonocoque. Quant à la périmétro-salpingite adhésive, elle peut trouver son explication dans le voisinage seul de la lésion tubaire et ovarique.

Anatomie pathologique de la péritonite blennorrhagique.

— Les lésions déterminées par la blennorrhagie péritonéale diffèrent suivant qu'on examine une péritonite aiguë, ou au contraire une péritonite chronique, suivant aussi l'époque où se fait l'examen.

Dans les quelques faits d'autopsie de péritonite blennorrhagique aiguë mortelle, tels que ceux rapportés par Bernutz, Thiroloix, Balzer, et dans ceux opérés pendant la période aiguë, on trouve des lésions variables suivant la rapidité d'évolution de l'affection.

Dans les cas suraigus comme dans celui de Thiroloix, on trouve l'abdomen météorisé, les anses intestinales dilatées, présentant des parois vascularisées, d'un rouge plus ou moins foncé ; le grand épiploon présente la même injection vasculaire. La séreuse est congestionnée dans toute son étendue. Il n'y a aucune adhérence des anses intestinales entre elles, ni de celles-ci avec les organes abdominaux, utérus et ses annexes. Sur les anses intestinales se voient de très minces fausses membranes fibrineuses, se laissant facilement enlever. La cavité péritonéale ne renferme de liquide, ni séreux, ni purulent. La mort s'est faite trop rapidement pour que la péritonite ait dépassé le stade de prolifération cellulaire et d'exsudation interstitielle.

Dans les cas aigus ou plutôt dans les cas chroniques subissant une poussée aiguë, les lésions sont toutes différentes.

On y rencontre des cavités purulentes plus ou moins volumineuses, avec ou sans communication les unes avec les autres, occupant généralement l'épaisseur de fausses membranes fibreuses, épaisses et résistantes. Elles se trouvent logées entre les organes venant remplir le petit bassin, le plus souvent sur les parties latérales ou supérieures de l'utérus, entre l'utérus et le rectum, entre l'utérus et le vagin, entre les anses intestinales et les parois du petit bassin. Le petit bassin tout entier est transformé en une masse fixe de fausses membranes et peut contenir ainsi une quantité considérable de petites poches purulentes. On l'a, avec juste raison, comparé à une éponge de pus ; je préférerais dire qu'il ressemble à un nid d'abeilles. Toute la masse est creusée de petites logettes contenant du pus, d'une couleur variable jaune, jaune-verdâtre, parfois foncée. Les trompes, les ovaires, l'utérus sont fixés dans cette masse et ne peuvent que très difficilement y être retrouvés ; au-dessus du tout, à une hauteur considérable, se forme un dôme résistant constitué par des adhérences solides et qui sépare le petit bassin de la cavité abdominale. A ce dôme peuvent adhérer les anses intestinales. Je n'insiste pas sur ces lésions bien connues, je me contenterai de signaler les fistules qui peuvent résulter de l'ouverture d'une de ces cavités purulentes dans un organe voisin, rectum, vessie, intestin, ou dans le vagin ; ce sont les lésions communes vulgaires que l'on rencontre dans les anciennes salpingites, à poussées répétées, mais qui sont bien plus souvent l'apanage des infections puerpérales que gonorrhéiques. Si je les ai rappelées, c'est que l'on peut les rencontrer avec la blennorrhagie, mais alors dans les formes d'infection mixte, dans les formes puerpéro-gonorrhéiques.

Le plus souvent la pelvi-péritonite blennorrhagique, celle que l'on a rarement l'occasion d'observer sur la table d'autopsie, se localise davantage, donne des lésions moins accentuées et revêt des caractères moins graves. C'est au cours de certaines opérations qu'on a pu la constater. Elle est due, avons-nous dit, soit à la propagation blennorrhagique par continuité, soit à la chute plus ou moins répétée de muco-pus ou de sérosité provenant de la trompe dans le cul-de-sac de Douglas où les annexes sont si souvent prolabés (L. Tait), soit à la réaction inflammatoire de péritoine tapissant la trompe.

On trouve une infiltration œdémateuse de l'aileron du ligament large autour d'une trompe atteinte de salpingite. Pozzi croit que la lymphangite joue un grand rôle dans cet œdème aigu donnant lieu à des noyaux inflammatoires. Cet œdème peut être intermittent, et c'est lui qui donne lieu à cette variabilité de symptômes qu'ont signalée tous les auteurs. La tumeur qu'il forme est perceptible au toucher et peut disparaître avec une grande rapidité. « C'est ainsi qu'une fluxion consécutive à une carie dentaire amène une tuméfaction volumineuse de la joue dont on ne trouve plus de traces au bout de 48 heures. » (De Sinéty.) Parfois se joint à cet œdème une sécrétion de sérosité entre les fausses membranes, autour des annexes et en particulier dans le cul-de-sac de Douglas, formant des collections diverses. C'est ainsi que, dans certains cas, à côté de collections purulentes on peut trouver des collections de cette nature. Cet œdème est la première lésion en date, mais s'accompagne bientôt de lésions plus importantes et surtout permanentes. Ce sont des fausses membranes qui englobent les organes de la cavité pelvienne et ne permettent plus de les distinguer. Le plus souvent c'est en arrière, dans la fossette sous-ovarienne et dans le cul-de-sac de Douglas, que se sentent l'ovaire et la trompe intimement accolés l'un à l'autre ; quelquefois, une fois sur dix environ, c'est en avant, sur la face antérieure du ligament large, qu'ils sont fixés, appliqués et collés derrière la branche horizontale du pubis ou près du trou obturateur. Si la salpingo-ovarite est bilatérale, il n'est pas rare de trouver les annexes d'un côté en avant et ceux de l'autre côté dans la cavité de Douglas.

Ces adhérences, moins solides cependant que dans les formes infectieuses dues à la puerpéralité, sont presque toujours suivies de déviations utérines ; elles sont de toute espèce, mais celle que l'on rencontre le plus fréquemment, c'est la rétroversion. Les trompes décrivent une courbe à concavité postérieure et sont attirées en arrière, à cause des adhérences qui s'établissent entre elles et les intestins. Elles se reculent insensiblement et finissent par tomber dans le cul-de-sac de Douglas. Pendant ce mouvement, elles attirent l'utérus et celui-ci ne tarde pas à se mettre en rétroversion.

Les adhérences peuvent gagner le cœcum et l'appendice. Celui-ci sera plus ou moins dévié, oblitéré et confondu avec les fausses membranes ; de là tous les symptômes possibles d'une appendicite, dont l'anatomie pathologique de la pelvi-péritonite nous donne les raisons.

Les troubles fonctionnels découlent naturellement de ces modifications dans les rapports des organes déterminées par les adhérences. Les trompes ne sont plus en rapport avec l'ovaire, d'où la stérilité presque constante, l'aménorrhée dans certains cas. Signalons aussi la possibilité d'hématocèles et par suite, par un mécanisme analogue, de la grossesse extra-utérine.

A toutes ces lésions de voisinage, il faut ajouter celles que l'on trouve au niveau des trompes et des ovaires et qui peuvent être plus ou moins marquées, qui parfois ne présentent aucun rapport de gravité avec celle de la pelvi-péritonite. C'est ainsi qu'on peut trouver des lésions très marquées du côté des trompes, alors que le péritoine est à peine touché, conditions qui se présentent très fréquemment dans la salpingite blennorrhagique, tandis que dans d'autres cas, au contraire, les lésions péritonéales prédominent et semblent seules pour ainsi dire constituer toute l'affection.

C'est la péritonite qui fait la gravité de la salpingite blennorrhagique. C'est elle qui en donne le pronostic, c'est elle qui domine toute la symptomatologie.

Étude clinique de la péritonite blennorrhagique. — La salpingite par elle-même ne donne pas de symptômes. Elle ne se révèle à la malade que lorsque la pelvi-péritonite apparaît. Elle se montre cliniquement sous deux formes bien distinctes : la *forme aiguë* et la *forme chronique*, cette dernière pouvant conserver constamment son caractère ou au contraire être *rémittente*, c'est-à-dire présenter des poussées subaiguës, revenant à des intervalles variables suivant les malades.

La *forme aiguë*, qui mériterait de conserver seule le nom de *péritonite blennorrhagique*, se montre dans les premières périodes de la blennorrhagie, Bernutz, Fournier la faisaient apparaître entre le huitième et le quarantième jour, Charrier la fait naître entre le deuxième et le troisième septénaire. Elle débute d'une manière foudroyante. Au cours d'une blennorrhagie aiguë, accompagnée ou non d'un accouchement ou d'un avortement, parfois après un ou deux jours de malaise, souvent sans prodromes, les malades sont prises subitement d'une violente douleur qui les immobilise et les force à garder dans le décubitus une position fixe. En peu de temps, cette douleur atteint son paroxysme. Le visage se grippe, la prostration est extrême. Le ventre est ballonné et le moindre contact, surtout au niveau du bassin, de l'hypogastre, arrache de véritables cris à la malade. Puis surviennent les nausées, les vomissements d'abord alimentaires, puis verts, porracés ; on a signalé des vomissements fécaloïdes. La température oscille entre 38 et 39°, le pouls est petit, irrégulier, extrêmement fréquent.

La défécation est rendue impossible par les douleurs, et les malades souvent sont tourmentées par un ténesme vésical extrêmement pénible ; elles n'urinent que très difficilement. Dans les cas suraigus, les phénomènes s'aggravent rapidement et la mort survient dans le collapsus ; c'est ainsi que dans le cas de Thiroloix, que j'ai plusieurs fois cité, la mort survint en douze heures, dans le cas de Huber (de New-York) (Trans. of am. Soc., 1890), en quatre jours et dans un cas de Charrier en deux jours.

Heureusement cette forme est rare, et le plus souvent au bout de quelques jours ce cortège symptomatique disparaît avec rapidité, mais l'état aigu est malheureusement remplacé dans la plupart des cas par l'état chronique.

Le toucher et la palpation sont d'ordinaire impossibles pendant la période suraiguë. Les douleurs éprouvées par les malades au moment de l'introduction du doigt leur arrachent de véritables cris « et il n'y a vraiment pas lieu de leur imposer cette torture, car au début le toucher n'apprend rien ». L'anatomie pathologique nous a montré que dans les premiers jours on ne trouve que des lésions péritonéales sans épanchement, sans collections enkystées, souvent même sans fausses membranes. Le toucher ne devient véritablement instructif que du quatrième au septième jour : à ce moment les adhérences ont pu se former et la tumeur apparaître. Les phénomènes aigus ont en grande partie disparu et l'exploration par le toucher et la palpation devient possible. Le vagin est chaud, douloureux et on sent dans le cul-de-sac, au niveau du col utérin, des battements artériels auxquels Nonat attachait une grande importance et qu'il avait appelés le pouls vaginal.

Derrière l'utérus le plus souvent, on sent une tumeur dure, résistante, extrêmement douloureuse à la pression du doigt, parfois en conservant l'impression lorsqu'il existe un certain degré d'œdème ; elle prend une consistance pâteuse plus ou moins élastique. Elle est séparée du col utérin par un sillon, qui n'est que la trace perceptible de séparation entre le col et la tumeur, ayant tantôt la forme d'un croissant, tantôt d'un fer à cheval.

Cette tumeur varie de consistance avec son ancienneté et aussi son évolution. Au début, elle est plus ou moins pâteuse, plus ou moins élastique, mais peu à peu elle devient de plus en plus résistante ; irrégulière dans sa structure, elle présente aussi des changements de consistance dans les différents points que l'on examine. On comprend, sans qu'il soit besoin d'insister, que s'il se forme dans l'épaisseur des fausses membranes constituant la tumeur des collections séreuses ou purulentes, il sera possible de percevoir, si ces collections font saillie vers le vagin ou vers l'abdomen, une fluctuation plus ou moins reconnaissable. Souvent cette notion de la fluctuation ne sera acquise que par l'examen sous le chloroforme, et comme je l'ai dit pour le diagnostic des salpingites suppurées, l'exploration des organes du petit bassin ne pourra être sérieusement faite que pendant le sommeil chloroformique.

Je ne veux pas insister sur ces signes physiques qui varient d'après les lésions anatomiques et qu'il est facile de concevoir d'après la description même de ces dernières.

Je dois dire cependant que d'une façon générale, ainsi que l'avait dit Bernutz, la tumeur de la pelvi-péritonite a peu de tendance à remonter vers l'abdomen et qu'elle doit être recherchée beaucoup plus aisément par le toucher.

J'ajoute que le toucher rectal peut donner les renseignements les plus importants et qu'il ne doit jamais être négligé. On arrive immédiatement sur la tumeur qui arrête le doigt et lui donne, dans nombre de cas, la sensation d'un rétrécissement de l'intestin. C'est qu'en effet celui-ci est repoussé en arrière, aplati contre le sacrum, et la tumeur occupe la situation qu'il devrait tenir. Elle ne permet que difficilement au doigt de la contourner et plus rarement encore de la dégager. Ce contact est douloureux et la pression arrache souvent de véritables cris à la malade, surtout si à son niveau se trouve une collection suppurée.

Tel est le tableau des symptômes physiques que l'on peut percevoir dans les premières périodes de la pelvi-péritonite; ce n'est, en quelque sorte, qu'un premier stade dans l'affection : il peut passer inaperçu ou plutôt ne pas être dévoilé au chirurgien chez certaines malades; les troubles fonctionnels étant parfois peu marqués, les patientes ne jugent pas utile de réclamer un examen. C'est qu'en effet la pelvi-péritonite et surtout celle que j'ai en vue, la pelvi-péritonite blennorrhagique, ne présente pas à son début les phénomènes réactionnels que j'ai dû rappeler en commençant cette description. Elle peut ne présenter que des symptômes atténués, que des douleurs plus ou moins intenses, mais sans réaction aiguë, sans modification même dans la santé générale; enfin même chez certaines malades une évolution prolongée de la pelvi-péritonite peut s'être faite sans que rien soit venu en signaler l'existence.

Quelle que soit cependant la forme que l'on peut avoir sous les yeux, les symptômes physiques seront à peu près identiques, ne variant que dans leur date d'apparition, dans leur intensité, dans leur répétition. Aussi je vais dès maintenant continuer la description des signes physiques donnés par la pelvi-péritonite blennorrhagique, afin de pouvoir ensuite établir les différents tableaux cliniques constitués par l'ensemble des symptômes fonctionnels et leur évolution.

Lorsque la période subaiguë est terminée, que la tumeur est constituée, qu'elle a pris sa consistance plus ou moins élastique, les signes donnés par le toucher peuvent se modifier suivant que l'affection se termine par la guérison ou au contraire, ce qui malheureusement est la règle, passe à l'état chronique.

Dans le premier cas, on sent peu à peu la tumeur diminuer de volume ; l'utérus recouvre sa mobilité ; les annexes également délivrés de toute compression peuvent revenir à l'état normal (Martin).

Dans le deuxième cas, la tumeur s'organise en quelque sorte et peu à peu donne au petit bassin une disposition spéciale. L'utérus diminue de volume et est souvent atrophié ; dans d'autres cas, au contraire, s'il existe de la métrite concomitante, ce qui est l'ordinaire, il est augmenté de volume. Immobilisé dès le début par l'exsudat péri-métritique d'une façon relative, il acquiert peu à peu une fixité absolue que le doigt ne peut vaincre. Dans la grande majorité des cas, on le sent fixé derrière le pubis, et le moindre effort fait pour le déplacer entraîne des douleurs intolérables pour la malade. Le sillon sépare bien encore la tumeur de l'utérus, mais ce n'est qu'une séparation virtuelle : l'utérus fait corps avec la tumeur et si un mouvement peut être exécuté il est commun à l'utérus et à la tumeur. Je n'ai pas besoin d'insister sur l'impossibilité où l'on se trouve de reconnaître la trompe et les ovaires ; ceux-ci sont confondus avec les adhérences qui les entourent et le doigt par le toucher ne sent plus qu'un bloc oblitérant le petit bassin, contenant, dans son ensemble, l'utérus et les annexes confondus dans une même masse.

Les signes physiques sont variables suivant que la tumeur reste ainsi chroniquement constituée, ou subit des modifications dues à des poussées aiguës. C'est ainsi que des collections purulentes peuvent proéminer d'un côté ou d'un autre, venir s'ouvrir dans un organe tel que la vessie, le rectum, le vagin, l'utérus lui-même, et déterminer la formation d'une ou de plusieurs fistules que l'examen direct permettra de reconnaître plus ou moins aisément.

Ces terminaisons ou plutôt ces complications de la pelvi-péritonite blennorrhagique sont subordonnées à l'évolution même de l'affection et celle-ci variera suivant la forme à laquelle on a affaire.

La forme la plus commune de la pelvi-péritonite blennorrhagique débute par des symptômes subaigus, plus ou moins subits, qui sont ceux de la péritonite blennorrhagique, mais très atténués dans quelques cas, à peine sensibles dans beaucoup.

C'est une douleur plus ou moins vive apparaissant dans un des flancs, s'exagérant si la malade fait un mouvement, essaie de marcher; puis, mais plus rarement surviennent des nausées, des vomissements. La fièvre, les frissons, le faciès abdominal n'existent pas. Parfois des irradiations douloureuses dans les reins, dans les lombes. Ces phénomènes durent quelques jours et disparaissent en partie sous l'influence du repos. C'est ordinairement au moment d'une époque menstruelle que ces phénomènes apparaissent. La douleur est primitivement d'un seul côté, principalement du côté gauche, puis, à l'époque de règles suivantes, elle se montre au côté droit. « Ce sont ces faits, que l'on observe très souvent, qui expliquent que des cliniciens aient décrit une péritonite menstruelle; en réalité, il existe une pelvi-péritonite blennorrhagique à poussées menstruelles. » (Charrier.) Il semblerait que la blennorrhagie se propage au péritoine bien plus sûrement et avec bien plus d'intensité à ce moment critique.

Chez beaucoup de malades à cette période, alors même que la durée de l'infection péritonéale a été prolongée, on peut espérer de voir la résolution se faire ; tant que l'organisation fibreuse des fausses membranes n'est pas complète, il est possible d'espérer obtenir par un traitement prolongé le retour à l'état normal. Malheureusement la caractéristique de la pelvi-péritonite blennorrhagique est d'être irrégulière dans ses manifestations. Aucune affection plus qu'elle, ne mérite le nom de maladie à répétition. Aux phénomènes de douleurs s'ajoutent des troubles fonctionnels. Il y a de l'aménorrhée ou de la dysménorrhée. « Y a-t-il oblitération de la trompe par adhérence des parois? Les adhérences péri-salpingiennes pourront-elles les tirailler? Il est difficile de le dire, mais la menstruation subit, dans la péritonite blennorrhagique, de véritables perturbations, aggrave les symptômes locaux et les troubles fonctionnels, surtout quand elle manque. » (Charrier.)

Une première attaque subaiguë de gonorrhée ascendante peut être unique et guérir complètement, mais dans la plupart des cas elle est suivie de plusieurs autres à des intervalles plus ou moins éloignés, mais se rapprochant de plus en plus à mesure que l'affection se prolonge.

Ces différentes poussées peuvent présenter une intensité variable ; parfois à peine sensibles, caractérisées seulement par une recrudescence modérée des douleurs, dans d'autres cas elles prennent une intensité plus considérable. La fièvre s'allume, des frissons apparaissent, les malades sont forcées de s'aliter et l'on a tout le tableau clinique d'une véritable péritonite localisée. Ces poussées aiguës, assez rares dans la péritonite blennorrhagique, sont, d'une manière générale. symptomatiques d'une infection plus active et presque toujours amènent la formation du pus. Elles ont une importance considérable au point de vue du traitement à mettre en œuvre. Quelquefois elles se terminent par l'évacuation d'une collection purulente qui peut amener la réduction de tous les accidents en déterminant l'établissement d'une fistule qui pourra durer indéfiniment ou s'oblitérer après un certain temps. après évacuation et rétraction de la poche purulente.

Cette éventualité d'une ouverture curative est l'exception. D'ordinaire après chaque poussée subaiguë ou aiguë on peut constater une augmentation de volume de la tumeur paramétritique, qui tantôt disparaît aussi vite qu'elle était venue. laissant après elle un reliquat d'adhérences, un vestige d'inflammation péritonéale. tantôt au contraire conserve le nouveau volume qu'elle a acquis et amène par suite une recrudescence dans les troubles fonctionnels et une augmentation dans les symptômes douloureux.

C'est dans ces cas que la guérison devient problématique et que l'on voit les malheureuses femmes transformées en malades éternelles, passer toute leur existence étendues sur des chaises longues, sans que le moindre mouvement leur soit permis, sans qu'il leur soit possible de quitter un instant le décubitus dorsal, attendant avec anxiété le moment de leurs règles qui ramène pour elles huit ou dix jours de souffrances qu'elles essaient en vain de calmer par l'abus de la morphine, devenue pour elles un véritable et fatal besoin.

Étiologie de la péritonite blennorrhagique.

— La pelvi-péritonite blennorrhagique trouve son origine dans la blennorrhagie de l'utérus et des annexes ; elle n'est, ainsi que je l'ai dit, que l'écho des lésions utéro-annexielles. Mais cette étiologie générale ne suffit pas ; toutes les femmes atteintes de blennorrhagie utérine ne sont pas atteintes de gonorrhée ascendante. Il est donc légitime de chercher en examinant les faits quelle est l'étiologie de cette propagation si fréquente et si dangereuse.

J'ai dit que les complications péritonéales pouvaient présenter trois formes distinctes : *suraiguës*, *subaiguës* et *chroniques*.

La pelvi-péritonite suraiguë, la plus rare, ne se rencontre que pendant la période aiguë de la blennorrhagie féminine, alors que tous les organes génitaux baignent pour ainsi dire dans le pus gonorrhéique. Dans toutes les observations où l'on a noté cette forme, il s'agit presque toujours de jeunes femmes, n'ayant aucun soin de leur personne et ayant par des excès répétés amené une exacerbation de leur infection. Les excès de coït en particulier ont été signalés dans toutes les observations publiées, et en particulier dans les observations que l'on a vu se terminer par la mort.

Il faut ici encore faire entrer en ligne de compte
la cause la plus importante de la gravité de l'infection gonorrhéique ; celle que nous avons rencontrée à chaque étape de la gonorrhée ascendante
pour ainsi dire et qui joue dans la pelvi-péritonite
un rôle capital, tellement considérable que certains auteurs ont voulu déposséder la blennorrhagie à son profit. Je veux parler de la puerpéralité. Il faut savoir qu'un accouchement chez
une femme atteinte de blennorrhagie peut très
facilement devenir l'origine de la salpingite et
très rapidement de la pelvi-péritonite. Celle-ci est
mixte dans ces cas, elle est puerpéro-gonorrhéique, mais n'en présente pas moins la gravité
la plus grande, et mérite à tous égards d'être signalée. On sait, en effet, combien il est difficile
de désinfecter le col utérin blennorrhagique, dans
les glandes duquel se cantonne le gonocoque ; or il
est naturel de comprendre qu'il est à peu près impossible, quels que soient les moyens mis en cause,
d'obtenir un accouchement aseptique. L'infection
part du col utérin et se fait de proche en proche
jusqu'à la trompe et au péritoine. La pelvi-péritonite éclate et prend alors des caractères de gravité variables suivant la nature de l'infection, suivant qu'elle est *purement* blennorrhagique ou
qu'elle est mixte, c'est-à-dire puerpéro-gonorrhéique.

En résumé, la réaction péritonéale est en rapport avec la nature du poison blennorrhagique et
les pelvi-péritonites les plus graves seront la
conséquence dans presque tous les cas des blennorrhagies les plus intenses et les plus aiguës,

vulvites des petites filles, vulvo-vaginites aiguës,
blennorrhagies puerpéro-gonorrhéiques.

Les formes subaiguës seront plus fréquentes que
les précédentes, mais beaucoup moins que les
chroniques. Elles se montreront généralement
peu accentuées au début ; elles constitueront la
grande majorité des poussées douloureuses revenant à intervalles plus ou moins éloignés dans le
cours des blennorrhagies subaiguës. Ce sont elles
qui forcent les femmes à garder un repos souvent
prolongé, et réapparaissant à presque toutes les
époques des règles. Elles sont le résultat de blennorrhagies plus ou moins bien soignées, inconsciemment, chez des femmes prenant soin de leurs
personnes, soumises aux règles de l'hygiène, et
qui ne sont pas exposées à de grandes fatigues
physiques. Généralement ces poussées subaiguës
viennent à la suite de quelque surmenage, soit d'un
voyage plus ou moins prolongé en chemin de fer,
en voiture, soit à la suite d'un coït plus souvent
répété que de coutume.

Quant aux formes chroniques, qu'on pourrait
aussi avec Charrier appeler *formes frustes de la pelvi-
péritonite blennorrhagique*, elles passent souvent
inaperçues jusqu'au jour où une poussée subaiguë
vient les révéler. Elles sont extrêmement fréquentes, et sont le résultat de métrites blennorrhagiques latentes, de la gonorrhée latente de Nœggerath. La goutte militaire chez l'homme, la blennorrhée uréthrale chronique masculine en est
l'origine presque constante. C'est la péri-salpingite
blennorrhagique de la jeune mariée (Charrier).
« Très souvent il n'y a eu ni vaginite, ni métrite.

à peine un peu d'endométrite du col, qui a été peu marquée et qui est survenue quelque temps après le mariage ; la femme a eu quelques pertes blanches qui ont passé assez vite et, depuis lors, il est rare qu'elle tache son linge. Mais en même temps que se montraient des pertes blanches, ses règles sont devenues douloureuses et abondantes, elle raconte même qu'à un moment donné le médecin consulté l'a examinée et a conseillé un peu de repos au lit, puis que sous l'influence du repos tout s'est amendé ; mais, à plusieurs reprises, les douleurs ont reparu plus ou moins vives, généralement légères, et si on examine ces malades, on trouve des lésions exagérées quant à leurs causes. Il faut savoir les dépister, tandis que dans les autres formes il est relativement facile de faire le diagnostic. » (Charrier.) Vient-on alors à examiner le mari, presque toujours on trouve l'origine de ces troubles dans la présence d'une blennorrhagie que l'on croyait depuis longtemps sans danger. Que de voyages de noces ont été accusés d'amener une pelvi-péritonite qui ne reconnaissait comme cause qu'une ancienne chaudepisse du mari.

Pronostic de la péritonite blennorrhagique. — Ces formes sont, ai-je dit, les plus fréquentes de la pelvi-péritonite blennorrhagique ; au point de vue du pronostic, elles sont aussi les moins graves. C'est, en effet, une caractéristique de la pelvi-péritonite blennorrhagique d'avoir peu de tendance aux complications sérieuses que j'ai été forcé d'envisager par ce fait seul qu'elles se présentent dans certains cas. Il faut cependant, au point de vue du pronostic, faire entrer en ligne de compte un fait important, qu'on a peu l'habitude de considérer, et à tort, suivant moi ; je veux parler de la position sociale des malades. Telle pelvi-péritonite que l'on pourra soigner par le repos prolongé, par des soins chaque jour et avec persévérance répétés, par des précautions de tout instant, pourra n'être qu'une affection légère et se terminer par une guérison à peu près définitive, sinon complète, et, en tout cas, permettre à la malade de mener une vie très supportable et dénuée de toute douleur. Telle autre, au contraire, de même intensité, chez une malade forcée de gagner sa vie par des fatigues constantes, dont les occupations ne permettent pas des soins attentionnés ou un repos même relatif, qui est exposée à tous les excès du surmenage physique, subira des poussées aiguës répétées et deviendra une affection d'une gravité considérable, d'une part par l'apparition même des lésions pelviennes, et d'autre part, en interdisant tous travaux pénibles à la femme qui en est atteinte et qui ne peut gagner sa vie que par son travail. Cette considération sociale doit être d'un grand poids dans la détermination à prendre au point de vue du traitement, et je devais la signaler en donnant le pronostic de la pelvi-péritonite blennorrhagique.

Je n'insiste pas sur la gravité de la péritonite suraiguë ; j'ai déjà signalé les cas de mort qu'elle a causés, je n'y reviens pas. Je dois seulement énumérer en quelques mots les complications qui rendent si pénible cette localisation de la blennorrhagie et en assombrissent le pronostic. Les déviations utérines de toute espèce, antéversion et surtout rétroflexion, maintenues par des adhérences solides, déterminent des douleurs, des troubles du côté de la vessie ou du rectum qui affectent très vivement les malades. Les adhérences au niveau du cœcum et de l'appendice peuvent être le point de départ d'accès de pérityphlite. Enfin les grossesses extra-utérines et la stérilité sont les conséquences inévitables de la situation vicieuse prise par les trompes et les ovaires.

Les complications générales consistent surtout dans des douleurs persistantes ; c'est dans cette forme surtout qu'on assiste à de vraies crises d'ovaralgie ou d'hystéralgie.« Elles consistent également dans une cachexie d'origine utérine. » (Charrier.)

Combien de femmes dont la santé est profondément altérée par suite d'une légère pelvi-péritonite d'origine blennorrhagique méconnue, qui s'est montrée parfois au début du mariage et qui peut très bien entraîner, non seulement des troubles menstruels, mais aussi des troubles généraux (Charrier).

Diagnostic de la pelvi-péritonite blennorrhagique.

— Comment reconnaître la pelvi-péritonite blennorrhagique? comment en faire le diagnostic? Reconnaître la pelvi-péritonite, tel doit être le premier but à atteindre. Je n'insisterai pas sur ce point. C'est le toucher qui permettra dans presque tous les cas, uni au palper, de reconnaître la pelvi-péritonite ; il suffit, du reste, de se reporter à la description des symptômes que j'ai examinés pour trouver les éléments de ce diagnostic.

Je veux me demander s'il est possible de reconnaître la pelvi-péritonite blennorrhagique.

Elle ne possède pas de signes physiques caractéristiques. Toutes les pelvi-péritonites, quelle que
soit leur origine, déterminent des lésions semblables. Cependant une évolution torpide, une localisation primitivement unilatérale, puis secondairement bilatérale, l'absence de suppuration, l'existence de poussées subaiguës, revenant à des intervalles variables, la présence d'une tumeur occupant tout le petit bassin, volumineuse parfois,
sans grande réaction fébrile, sans début dramati-
que, dans la très grande majorité des cas, « la
dureté et les alternatives de fluxion et de diminution tout comme on observe au point de vue fonctionnel des vraies rémittences, des interruptions
même complètes avec guérison apparente » (Charrier) sont des signes qui plaident en faveur de la
nature blennorrhagique de la pelvi-péritonite.
Mais on ne pourra réellement l'affirmer que lorsqu'on trouvera la signature de la blennorrhagie
dans l'urèthre (uréthrite, prœuréthrite), dans le
vagin (vaginite), dans les glandes de Bartholin
(anciens abcès, fistules, macules de Saenger), enfin
dans le col utérin (endométrite cervicale). La confrontation, si elle est possible, et elle l'est souvent,
viendra révéler chez le mari ou l'amant l'existence d'une uréthrite aiguë ou chronique. Enfin
la malade pourra, dans ses antécédents, indiquer
des symptômes qui permettront de retrouver l'o-
rigine blennorrhagique de sa pelvi-péritonite.
L'absence d'accouchement ou de fausse couche
antérieure, l'apparition à un moment donné d'un
écoulement blanc verdâtre ayant taché et empesé
le linge, l'existence des douleurs au moment des

règles, au niveau d'une des fosses iliaques, avec irradiation du côté du membre inférieur, sont autant de signes qui, par leur réunion, doivent faire reconnaître la pelvi-péritonite blennorrhagique.

Je dirai cependant qu'il peut être difficile de porter un diagnostic certain dans quelques cas, et il m'est arrivé souvent de voir des malades atteintes de pelvi-péritonites blennorrhagiques chez lesquelles il m'eût été impossible de reconnaître leur affection, si je n'avais eu auparavant l'occasion de les examiner. Une malade vient consulter pour une uréthrite blennorrhagique et une légère endométrite de même nature; en pratiquant le toucher, on constate l'existence d'une salpingo-ovarite, légère mais manifeste, et comme le sont les salpingo-ovarites, nullement douloureuses spontanément. On soigne cette malade, elle se guérit de son uréthrite, garde un peu de métrite du col; on ne la revoit plus. Un an après (ou plus, ou moins) elle revient, elle est alors atteinte de pelvi-péritonite. Il serait impossible de reconnaître celle-ci comme blennorrhagique, si l'on n'avait eu, un an auparavant, l'occasion de voir la malade et de savoir pertinemment que la légère métrite cervicale qu'elle présente est blennorrhagique et qu'elle a eu de l'uréthrite, qu'elle eût pu ignorer.

C'est la difficulté même du diagnostic qui a pendant si longtemps laissé les auteurs dans l'ignorance de cette gonorrhée ascendante, sur laquelle Nœggerath a eu le grand honneur d'attirer l'attention et qui, suivant nous, est l'origine presque constante des pelvi-péritonites, des salpingo-ovarites que présentent tant de malheureuses femmes.

Traitement de la pelvi-péritonite blennorrhagique.

— Empêcher l'apparition de la pelvi-péritonite, tel doit être l'objectif de tout traitement dirigé contre la blennorrhagie. Par suite, il faudra, dès qu'on trouve une localisation externe, vulve, urèthre, ou interne, vagin, utérus, de la blennorrhagie, la guérir, et la guérir le plus rapidement et le plus radicalement possible.

S'il existe de la salpingo-ovarite et de la pelvi-péritonite, il ne faudra pas, dès l'abord, prendre un bistouri et faire la laparotomie ou l'hystérectomie. Il faut savoir, comme je l'ai indiqué, que nombre de femmes atteintes de lésions des annexes et même de pelvi-péritonite ont guéri et complètement guéri sans être privées de leurs annexes.

Les interventions sur l'utérus ont donné d'excellents résultats. Curettage utérin après dilatation, opération de Schrœder, injection de teinture d'iode, écouvillonnage avec glycérine créosotée, sublimé, cyanure de mercure, perchlorure de fer, drainage de la cavité utérine, tels sont les moyens sur lesquels je ne veux pas insister de nouveau et qui, dans nombre de cas, ont suffi pour amener une guérison durable. Comment agissent-ils? En supprimant la source d'infection d'où partent les colonies microbiennes pour aller gagner la trompe, qui à son tour réagit sur le péritoine. Si l'on se rappelle ce que j'ai dit, que la pelvi-péritonite n'était que l'écho des lésions de l'utérus toujours et des trompes souvent, il est naturel de penser qu'en supprimant les lésions de l'utérus et en guérissant par suite celles des trompes, on est en droit d'espérer que l'on verra disparaître les complications péritonéales.

A ces moyens chirurgicaux, on doit associer des moyens médicaux qui rendent les plus grands services. Le repos sera d'un secours considérable et, surtout au moment des règles, il devra être gardé religieusement. La malade devra s'abstenir de toute fatigue physique, de tout mouvement violent, de toute marche exagérée ; la danse, l'équitation devront être interdites. Enfin le coït sera expressément défendu.

On prescrira chaque jour deux injections très chaudes, 45° à 50°, prolongées pendant 1/2 heure, 3/4 d'heure, plus longtemps si la malade y consent ; on appliquera des compresses chaudes sur le bas ventre. On répètera des applications de vésicatoires volants sur les fosses iliaques, et de loin en loin on fera des séries de pointes de feu.

Je signale ici la méthode dont M. Chéron dit avoir obtenu les meilleurs résultats ; je veux parler des injections sous-cutanées de sérum artificiel, qui auraient la propriété d'augmenter la tension intra-vasculaire et, par suite, de favoriser la résorption des produits de nouvelle formation, des adhérences, des fausses membranes, reliquat d'anciennes pelvi-péritonites.

Ajoutons enfin que certaines stations balnéaires jouissent d'une réputation méritée et que nous voyons revenir de Néris, de Salins (du Jura), de Salies (de Béarn), de Dax, des malades qui, depuis de longues années, n'avaient pu quitter leur chaise longue par suite des douleurs que leur causaient des adhérences péri-utérines.

A côté des moyens conservateurs des organes, je dois citer l'intervention qu'a défendue M. Lucas-Championnière et qui lui a donné de très bons résultats. Il se contente, après la laparotomie, de déchirer les adhérences, de rendre aux organes du petit bassin leur indépendance ; il a pu ainsi obtenir la disparition de douleurs intolérables et conserver les annexes de ses malades. Dans le même ordre d'idées, on peut citer l'élytrotomie inter-ligamenteuse qu'a préconisée M. Boisleux pour remédier à la rétroflexion adhérente. Il serait possible par la voie vaginale de détacher ainsi des adhérences péritonéales et, ainsi que M. Boisleux l'a obtenu dans les rétroflexions, de faire cesser les douleurs.

Si les divers procédés ont été employés en vain, *si tout a été tenté* et que les douleurs persistent, si la malade *par sa position sociale* ne peut prolonger son traitement aussi longtemps qu'il serait nécessaire, on devra faire l'ablation des organes malades.

Je n'ai pas envisagé le cas plus rare où l'on a affaire à une pelvi-péritonite suppurée. Dans ce cas on doit d'emblée avoir recours à l'ablation des organes, à moins que le pus bien collecté ne vienne faire saillie en un point accessible au bistouri et puisse être évacué.

Je ne puis envisager ici la grande question des interventions dans les affections du petit bassin. Ce serait sortir de mon sujet. Je me contenterai de résumer mon opinion personnelle.

S'il n'existe pas de pus, on devra toujours tenter, ainsi que je l'ai dit plus haut, d'obtenir une guérison par les procédés que j'ai indiqués.

S'il existe du pus, celui-ci devra être évacué, *par la voie la plus courte* s'il est collecté et facilement accessible, *après une opération préliminaire* dans les conditions opposées. Cette opération préliminaire sera la laparotomie et l'ablation des annexes pour certains. Pour moi, je préférerais la voie vaginale et l'hystérectomie ; on ouvre ainsi beaucoup plus sûrement, avec beaucoup moins de danger les collections purulentes, et l'intervention expose la femme à moins de périls.

Cette présence du pus pour légitimer une intervention radicale est absolument nécessaire et s'il *n'y a pas de pus*, il faut, pour se décider à une ablation des annexes, *qu'on ait épuisé*, je le répète, *tous les autres moyens* et ne pas trouver une raison suffisante à son intervention quand, après une laparotomie ou une hystérectomie faite avec trop de hâte, on montre triomphalement deux ovaires scléro-kystiques.

Il faut savoir que la pelvi-péritonite blennorrhagique guérit souvent et est, pendant de longues années, justiciable des moyens les plus simples, appliqués avec persévérance.

7. Blennorrhagie ano-rectale.

La femme, beaucoup plus fréquemment que l'homme, nous présentera cette localisation blennorrhagique. A cela deux raisons : d'une part, le voisinage des organes génitaux et de l'anus, d'autre part, les inoculations directes par pédérastie.

Il est facile de comprendre comment les sécrétions blennorrhagiques s'écoulant de la vulve, du vagin viennent se mettre en contact avec le périnée et avec l'anus. Spontanément, pendant la marche, les liquides descendent dans les plis du périnée et y séjournent plus ou moins; par le frottement la peau s'excorie et peu à peu l'inoculation se fait de proche en proche jusqu'à l'anus. La malade elle-même est souvent la cause de l'inoculation anale ; avec les doigts, avec le linge, sous prétexte d'essuyer, d'étancher les liquides purulents de la vulve, elle promène pour ainsi dire le pus blennorrhagique de la vulve à l'anus et amène ainsi une inoculation.

C'est un procédé analogue que cite Rollet dans l'observation suivante : « Dernièrement, dit-il, un malade m'a consulté pour une blennorrhagie uréthrale qui s'était inoculée accidentellement à l'anus. Ce malade, déjà visité par M. Basset, avait l'habitude, pour vaincre une constipation habituelle, d'introduire son doigt dans le fondement chaque fois qu'il allait à la selle, et c'est ainsi qu'il avait porté le muco-pus blennorrhagique de l'urèthre à l'anus. » Chez la femme le transport est beaucoup plus facile et beaucoup plus direct.

Cette origine de la blennorrhagie anale est certainement la plus fréquente, du moins c'est celle qui est le plus facilement reconnue et que l'on trouve acceptée par presque tous les auteurs. Mais il ne faut pas laisser de côté l'inoculation directe, comme une cause irréfutable de la blennorrhagie anale.

Il faut, en effet, avoir, comme je l'ai chaque jour, l'occasion d'interroger une certaine classe de malades, en ayant eu soin d'obtenir leur confiance, pour constater, avec stupéfaction, combien est répandu ce vice de la pédérastie. Il y a peu ou pas de fille insoumise (je ne parle pas de filles en carte), c'est-à-dire de fille se livrant à la prostitution par intermittence ou constamment, qui ne se soit prêtée à ces manœuvres répugnantes. Toutes assurent que si elles y avaient consenti, *il n'y a pas de jour* où un client (?) ne les sollicite de se livrer à cette pratique. Presque toutes acceptent un jour ou l'autre, tentées par un gain plus élevé, et beaucoup, peu à peu, en arrivent à subir journellement des traumatismes anaux ou rectaux. On comprend, sans qu'il soit besoin d'insister, que la blennorrhagie anale peut dans ces circonstances trouver des occasions d'apparaître aussi nombreuses que la blennorrhagie vulvo-vaginale. Et cependant elle est infiniment plus rare. Il faut distinguer en effet l'érythème, l'intertrigo de la véritable blennorrhagie. Celle-ci peut amener et amène très souvent, surtout chez les femmes à embonpoint exagéré, à peau blanche et fine, qui ne prennent que peu de soins d'hygiène et de propreté, des excoriations, des érythèmes divers, par macération en quelque sorte de l'épiderme, au niveau des plis cutanés de la fesse et du périnée, et surtout au niveau des plis radiés de la marge de l'anus ; s'il y a suppuration, il est difficile de savoir si ce liquide est blennorrhagique ou simplement, comme l'a dit Rollet, blennorrhoïde.

L'anus, par sa disposition radiée, par sa structure même, semble prédisposé aux inoculations, et tous les auteurs sont d'accord pour admettre la réalité d'une blennorrhagie vraie anale. Cette blennorrhagie reste-t-elle limitée à l'anus, peut-elle se propager au rectum? Le rectum peut-il être primitivement atteint de blennorrhagie, sans inoculation antérieure de l'anus? Je ne referai pas tout l'historique de la rectite, qui a été tour à tour admise, puis rejetée du domaine de la blennorrhagie. Disons seulement que les inflammations ano-rectales ont été reconnues depuis la plus haute antiquité et la raison en est facile à trouver dans l'extrême fréquence du vice pédérastique chez tous les peuples de l'antiquité. Les médecins légistes de notre époque ont attaché une grande importance à l'existence de cette rectite, et M. Tardieu a pu prendre pour ainsi dire la contagion sur le fait, en constatant une blennorrhagie anale avec écoulement verdâtre chez un pédéraste qui avait eu des relations notoires avec un autre individu atteint de blennorrhagie uréthrale. Vidal de Cassis, Rollet ont admis la blennorrhagie rectale par déduction des observations cliniques. Requin la croyait presque infaillible chez le sujet qui a souffert la pédérastie passive, de la part d'un individu atteint de blennorrhagie ; Gosselin, pendant un séjour de 3 années à l'hôpital de Lourcine, n'a eu qu'un seul cas de blennorrhagie franchement rectale. Dans mon service, sur plus de 800 malades que j'ai eues à soigner et dont les 2/3 au moins étaient blennorrhagiques et pédérastes, je n'ai eu aucun cas de rectite évidemment blennorrhagique.

L'expérimentation a donné des résultats qui sont en faveur de cette résistance de la muqueuse rectale à l'inoculation blennorrhagique. Elle fut faite en 1874 par Bonnières dans un travail fort remarquable intitulé *Recherches nouvelles sur la blennorrhagie virulente* (*Arch. de méd.*). Dans une première série d'expériences, il badigeonne l'anus d'une femme atteinte de blennorrhagie vulvaire, avec un pinceau trempé dans du pus virulent. Le troisième jour, l'anus inoculé offrait des traces d'inflammation et le sixième la blennorrhagie était évidente. Un malade était atteint de chaude-pisse et d'ophtalmie purulente ; il ne craignit pas de barbouiller la muqueuse anale avec le produit de sécrétion de la muqueuse oculaire. Même résultat que dans l'expérience précédente. De cette première série on peut donc conclure que la muqueuse anale est susceptible d'être inoculée par le pus blennorrhagique.

Dès que la blennorrhagie anale était évidente, par un traitement rapidement appliqué, Bonnières arrêtait les progrès du mal et guérissait la localisation expérimentale.

Il ne pouvait donc en tirer de conclusion de la résistance à la propagation présentée par la muqueuse rectale. Il fit une autre série d'expériences : il inocula directement le rectum. Introduisant un tube mousse dans le rectum, par son conduit il fit pénétrer bien au-delà du sphincter un pinceau de blaireau imprégné de la sécrétion muco-purulente de l'urèthre ; il n'y avait pas de matière fécale dans le rectum. Or, il ne se développa aucune inflammation rectale, mais le surlendemain, on trouva une blennorrhagie anale en pleine activité. Il la modéra et la guérit en huit jours par des applications de tannin, ne dépassant pas le sphincter, afin de laisser le champ libre à la blennorrhagie rectale, si elle devait se produire. Pendant huit jours consécutifs, il réitéra sans succès les tentatives d'inoculation sur la muqueuse rectale.

Celle-ci semblerait donc réfractaire, et le gono-coque paraîtrait ne vouloir dépasser les limites de l'orifice mucoso-cutané, où l'épithélium cylindri-que s'arrête pour laisser place aux cellules pavi-menteuses. On sait, d'autre part, que Bumm, dans sa monographie sur le gonocoque de Neisser, a déclaré que le champignon de la blennorrhagie n'est capable d'entamer que l'épithélium cylindri-que, et les muqueuses qui en sont tapissées; ce seraient, selon lui, les seuls tissus du corps humain au niveau desquels il puisse se développer. Schmitt a également soutenu que, seul, l'épithé-lium cylindrique ou un épithélium très semblable, est incapable de résister à l'agent gonorrhéique.

D'où viendrait dès lors cette immunité expéri-mentale de l'épithélium rectal cylindrique? Je crois qu'on peut en trouver la raison dans le rôle même de la muqueuse rectale saine. Lorsque Bon-nières fit ses expériences, il faisait pénétrer du pus blennorrhagique sur une muqueuse recou-verte de son épithélium, munie de ses glandes en tubes si nombreuses et si actives, de ses glandes à mucus. Dès lors la muqueuse se protégeait elle-même et le pus se trouvait, par le fait seul de l'ac-tion des glandes en tube, modifié, digéré, par suite neutralisé. N'est-ce pas le même fait qui se produit dans les expériences célèbres où on a cherché à étudier l'inoculation possible du virus syphilitique dans les voies digestives? N'a-t-on pas constaté l'état réfractaire de la muqueuse stomacale aux injections du pus syphilitique? Il en est probablement de même au niveau de la muqueuse rectale, et cette explication trouve sa confirmation dans l'existence rare, mais cependant constatée, de la rectite au point de vue clinique. Elle se présente chez des femmes dont la muqueuse rectale a été lésée, qui ont subi des violences comme celles qu'entraîne toujours la pédérastie. Dans les observations où cette rectite a été constatée par des observateurs d'une autorité incontestée, on avait à faire à des individus ayant des habitudes invétérées de pédérastie, ou à des individus ayant été violés plus ou moins : des enfants, des jeunes filles. Or, dans ces cas on ne peut s'imaginer quelles lésions on trouve du côté de la muqueuse anale ou rectale. Ce sont des déchirures, des excoriations, des fissures; du côté du rectum, de véritables plaies de la muqueuse.

Celle-ci est congestionnée, desquamée; ses glandes sont, en un grand nombre de points, détruites, et par suite la protection de la muqueuse devient nulle; à la rectite simple succède la rectite blennorrhagique, si du pus blennorrhagique a été inoculé au moment de l'acte pédérastique. Il en sera de même dans les cas de malades ayant des habitudes vicieuses invétérées. La muqueuse est prédisposée par ses lésions antérieures à l'inoculation et dans ces cas il suffira d'une blennorrhagie intra-vaginale propagée à l'anus pour que progressivement se produise de proche en proche la rectite blennorrhagique.

Les lésions de la blennorrhagie ano-rectale sont analogues à l'anus et au rectum ; je dois cependant les étudier séparément.

Blennorrhagie anale aiguë. — La muqueuse anale est rouge plus ou moins vif, d'une façon régulière, ou au contraire, dans certains cas, présente des plaques saines séparant des îlots de muqueuse exfoliée. Les plis radiés sont augmentés de volume, tuméfiés et serrés les uns contre les autres en apparence. On s'aperçoit, si on les déplisse, qu'ils sont séparés par des sillons profonds, analogues à de véritables incisures, dont le fond et les parois d'un rouge vif d'ordinaire sont tapissés d'un pus jaune verdâtre, plus ou moins épais, plus ou moins abondant ; si l'on cherche à déplisser ces véritables fossés, on trouve au fond que les téguments sont entamés, excoriés, ulcérés parfois. On voit ainsi de véritables fissures se former qui occupent parfois toute l'étendue du pli, parfois au contraire sont limitées et présentent des dimensions variables ; souvent quelques-unes d'entre elles se prolongent dans l'anus même et peuvent alors perdre leur forme fissuraire et se perdre en s'étalant sous forme d'une surface desquamée rouge, suppurante. Tout le pourtour de l'anus peut être ainsi excorié et suintant ; les érosions peuvent aussi être irrégulières, disséminées, et « rappeler par leur couleur, leur fond, leurs bords irrégulièrement arrondis,

l'aspect de cartes de géographie » (Jullien) analogue à celui que l'on trouve dans la balanite.

L'écoulement de la blennorrhagie anale est variable ; tantôt jaune verdâtre, abondant, peu épais,
il peut souvent aussi être rare, jaunâtre simplement, formant une couche adhérente aux plis radiés
et étalé à la surface de la marge de l'anus. Lorsque la malade contracte le sphincter anal, on voit
au centre de l'anus se collecter une goutte de pus
blanc verdâtre plus ou moins grosse, résultant de
l'expression des plis radiés au niveau de l'anus.

A toutes ces lésions se joignent les lésions bana-
les de l'érythème, de l'herpès péri-anal, de l'intertrigo — donnant à tout le périnée, au sillon inter-
fessier, un aspect caractéristique. Ces lésions sont
dues à la macération de l'épiderme baigné constamment par le pus irritant de la blennorrhagie.

Si la malade a eu des rapports contre nature
et qu'elle ait subi quelque violence, l'anus sera
dilacéré, déchiré et on retrouvera les traces des
violences subies. De même, si la malade est une
passive invétérée, on trouvera du côté de l'anus
des déformations caractéristiques sur lesquelles je
n'ai pas à insister.

Blennorrhagie rectale aiguë. — Lorsque
la blennorrhagie se propage dans le rectum, ce que
j'ai dit être extrêmement rare, on remarque une
rougeur extrêmement intense, presque lie-de-vin,
de la muqueuse rectale, puis se fait un écoulement
extrêmement abondant d'un pus liquide, d'ordinaire d'un vert marqué. L'écoulement peut se
faire constamment par l'anus plus ou moins di-

laté, ou bien au contraire être intermittent ; le pus est chassé au moment des selles ou n'est découvert que par le doigt du chirurgien. Souvent il se fait de petites hémorrhagies.

La première période de la blennorrhagie ano-rectale se termine par la guérison, ce que l'on obtient assez aisément en la traitant, ou par le passage à l'état chronique.

Blennorrhagie ano-rectale chronique. — Ce passage à l'état chronique est caractérisé, comme sur toutes les muqueuses où se localise la blennorrhagie, par une suppuration peu abondante, avec rétraction fibreuse des tuniques sous-jacentes à la muqueuse ou par une prolifération superficielle de cette muqueuse elle-même. C'est ce que nous avons déjà rencontré dans l'urèthre où nous avons vu l'uréthrite chronique être fibreuse ou proliférante. De là deux formes de rectite.

Rectite blennorrhagique fibreuse. — Dans la rectite fibreuse, il se fait un épaississement des tuniques rectales, qui peu à peu par leur rétraction déterminent la formation d'un véritable anneau dans certains cas, ou d'un véritable cylindre, si l'épaississement mesure une certaine hauteur. Ce tissu se rétracte progressivement et peu à peu détermine un rétrécissement du rectum. Cette évolution n'est pas spéciale à la rectite blennorrhagique. Elle se produit dans toute irritation de longue durée de la muqueuse rectale et c'est elle que l'on rencontre dans tous les rétrécissements. C'est elle aussi qui amène les rétrécissements de l'urèthre chez l'homme. Je ne veux pas m'étendre sur cette question. Je veux simplement protester contre l'opinion qui a eu pendant trop longtemps cours dans la science de la nature syphilitique presque constante du rétrécissement du rectum. Le syphilôme ano-rectal doit être actuellement rejeté et, comme l'a très bien dit dans une clinique récente le professeur Duplay (*Semaine médicale*), toute lésion rectale, qu'elle soit simple ou spécifique, traumatique ou spontanée, peut amener un rétrécissement du rectum ; de même toute irritation prolongée et profonde du même organe, qu'elle soit mécanique ou virulente, amènera le même résultat.

La syphilis comme le chancre mou, après leur ulcération, laisse un rétrécissement cicatriciel ; la pédérastie comme la blennorrhagie amène un rétrécissement organique. La grande loi de pathologie générale, qui règle la pathogénie des rétrécissements de l'urèthre, trouve là aussi son application comme elle la trouve pour l'œsophage, pour l'intestin, sans qu'on ait besoin de faire intervenir une évolution spéciale d'une syphilis problématique.

Le rétrécissement fibreux consécutif à la blennorrhagie ne présente rien de particulier et je n'ai voulu que signaler sa pathogénie. Il ne diffère en rien au point de vue anatomo-pathologique des autres rétrécissements rectaux, aussi n'ai-je pas à les décrire à ce point de vue.

Rectite proliférante. — La rectite proliférante présente des lésions plus spéciales. Elle est précédée d'une période subaiguë, puis, à un moment donné, les lésions de la muqueuse s'accentuent.

Elle a été surtout bien décrite par Hamonic, qui la définit : « inflammation rectale primitive (ou secondaire, ajouterai-je) amenant, à un moment donné, des proliférations de la muqueuse et reconnaissant pour cause, dans le plus grand nombre des cas, une irritation locale vénérienne quelconque. » Trélat, avec juste raison, est d'avis que les tumeurs de la rectite proliférante ne sont à aucun titre spécifiques. Elles sont pour lui la conséquence d'inflammations locales *vénériennes ou non vénériennes*. Du reste, Segond a trouvé des rectites proliférantes chez les vieux prostatiques, qui rentrent dans la catégorie des malades prédisposés à la rectite proliférante, puisqu'ils possèdent au plus haut degré l'irritation locale chronique susceptible de créer la maladie qui nous occupe.

En résumé, la rectite proliférante n'est nullement l'apanage de la blennorrhagie rectale, on peut la trouver dans nombre d'autres irritations, mais lorsqu'il existe une blennorrhée rectale, elle doit être considérée comme une terminaison probable de cette blennorrhée ; c'est à ce titre que je dois en dire quelques mots.

Les lésions qui la caractérisent sont des papillomes répandus en plus ou moins grand nombre sur la muqueuse rectale restant, dans leur intervalle, saine ou atteinte de blennorrhée chronique. Ces végétations verruqueuses présentent un volume variable et s'accroissent plus ou moins rapidement, s'étendant vers l'anus et souvent siégeant dans la région intra-sphinctérienne ou péri-anale. Souvent elles s'insèrent sur la marge de l'anus et sur la muqueuse qui tapisse la face interne du sphincter (Hamonic). On voit que l'anus lui-même n'échappe pas à la loi générale et que la *blennorrhagie anale*, elle aussi, peut devenir *proliférante*. Ces tumeurs péri-anales sont papillomateuses, comme celles situées dans le rectum. Elles sont dues comme elles aux irritations locales et leur processus est le même. Ces tumeurs sont blanchâtres, grisâtres, rosées et rouges suivant qu'elles s'attachent sur la peau ou sur la muqueuse de l'orifice anal. Tantôt sessiles, tantôt pédiculées, elles ont été souvent décrites sous le nom de condylomes et j'ajoute de suite que la présence seule de ces tumeurs péri-anales doit toujours engager le chirurgien à pratiquer le toucher rectal qui révèlera, presque dans tous les cas, des lésions intra-rectales. La forme de ces tumeurs est variable : tantôt en massue, tantôt aplaties, tantôt piriformes ; elles sont ou bien renflées, pleines, tendues, ou bien flétries, vides, semblables à des grains de raisin dont on aurait enlevé le contenu, suivant l'expression de Duplouy.

Souvent, dans la région péri-anale, elles prennent l'aspect caractéristique des choux-fleurs. Ce sont de véritables végétations, et cette coïncidence des végétations avec la rectite proliférante est très fréquente.

Hamonic, dans la description des tumeurs rectales, examine trois cas : 1° ou bien toutes les tumeurs rectales sont petites ; 2° ou bien elles sont toutes volumineuses ; 3° ou bien enfin, et c'est le cas le plus fréquent, la plupart des tumeurs sont petites, une ou deux présentant un volume relativement considérable. Leur évolution est progressive et souvent ces néoplasmes obturent l'orifice anal et le trajet sphinctérien et quoiqu'il n'existe aucune trace de rétrécissement, il n'en est pas moins vrai que les matières fécales pourront éprouver de grandes difficultés pour sortir au dehors. De là des alternatives de constipation et de débâcles (Hamonic).

La structure des proliférations rectales est celle des papillomes. La masse du tissu est formée par une prolifération fibro-embryonnaire. En certains points on trouve du tissu embryonnaire pur, en d'autres du tissu fibreux pur, disposé par zones assez bien limitées dans le centre de la masse et à la surface, dans les bourgeonnements les moins proliférants qu'on y peut constater. Enfin la plus grande partie des tumeurs est constituée par du tissu mixte fibro-embryonnaire.

Symptômes de la blennorrhagie anorectale. — Les symptômes déterminés par la blennorrhagie ano-rectale sont généralement peu marqués. C'est, au début, du prurit anal, de la cuisson plus ou moins vive s'exaspérant quand les malades vont à la selle. Parfois, à ces cuissons s'ajoutent de véritables douleurs, analogues à celles que l'on rencontre dans la fissure anale et qui du reste reconnaissent la même origine. Je dois dire cependant que ces phénomènes douloureux intenses sont la grande exception. Il existe souvent du ténesme, des épreintes, de faux besoins d'aller à la garde-robe. Souvent s'ajoute de la contracture du sphincter, à laquelle sont dus les phénomènes précédents. Le toucher est horriblement doulou-

reux dans certains cas ; à plus forte raison l'introduction du spéculum, qui doit même, chez la majorité des malades, ne pas être employé. Par le
toucher, on percevra les tumeurs de la rectite
proliférante ; c'est lui aussi qui, souvent, donnera
issue au pus contenu dans le rectum, lorsqu'il y a
rectite aiguë. Le pus s'écoule le long du doigt,
pour peu qu'on appuie sur un des côtés du
sphincter, de façon à laisser ouverte la portion
opposée de l'anus. Cet écoulement ne sera souvent
perçu que de cette façon, et dans tous les cas où
l'on soupçonne une rectite possible, il ne faut pas
omettre de pratiquer le toucher rectal.

La vue renseigne sur l'état de l'anus et de la
région péri-anale ; on devra avec soin déplisser
les plis radiés et aussi presser circulairement l'anus
de façon à exprimer en quelque sorte vers son centre la gouttelette de pus qui peut se trouver cachée,
étalée dans la couronne des plis radiés. C'est encore
la vue qui montrera les condylomes, les végétations péri-anales et les éruptions érythémateuses.
folliculaires, qui, chez la plupart des malades, accompagnent la blennorrhagie ano-rectale.

Diagnostic de la blennorrhagie ano-rectale. — Le diagnostic de la nature de l'écoule-
ment ano-rectal est souvent difficile. Dans la plu-
part des cas, il devra être réservé. Les malades,
surtout les femmes, ne renseignent nullement sur
l'existence d'une lésion anale, soit qu'elles l'igno-
rent réellement, ce qui arrive fréquemment, la blennorrhagie ano-rectale pouvant exister, sans avoir
révélé sa présence par quelque symptôme doulou-

reux ou fonctionnel, soit qu'elles veuillent dissimuler les lésions dont elles sont atteintes, craignant qu'on en découvre l'origine. De plus, elles n'avoueront jamais la cause de la rectite, et il est très difficile, même chez une prostituée, de lui faire avouer qu'elle a eu des rapports contre nature, surtout s'il existe une lésion qui les démontre.

C'est donc dans d'autres localisations de la blennorrhagie qu'il faut chercher les renseignements pour diagnostiquer la blennorrhagie anale, et dans tous les cas que j'ai eus sous les yeux, il était possible de trouver soit une uréthrite, soit une vulvo-vaginite qui venait indiquer de quelle nature était l'affection de l'anus. Je crois qu'il serait difficile d'affirmer la nature blennorrhagique d'une rectite isolée. Cependant, s'il n'existait pas d'autres lésions, si la malade avouait des rapports contre nature, si l'écoulement rectal était franchement purulent, il serait permis de croire à la blennorrhagie, aucune autre affection rectale ne donnant une symptomatologie semblable qui ne soit blennorrhagique. L'examen bactériologique du pus, peut-être pourrait-il donner des renseignements à cet égard, je ne saurais le dire, n'ayant trouvé aucun examen publié du pus rectal. Du reste, ainsi que je l'ai dit, celui-ci est tout à fait exceptionnel à l'état de pureté, et il est fort admissible de croire que, même si l'on ne trouvait pas de gonocoques dans du pus rectal, il ne faudrait pas en induire que l'on n'a pas affaire à de la blennorrhagie ; les gonocoques, ici comme dans le vagin, doivent disparaître assez rapidement, et l'on se trouve alors en présence d'une infection mixte, dont au microscope on ne peut trouver le point de départ originel.

La gravité de la blennorrhagie rectale est en rapport avec sa terminaison. Si la guérison est obtenue sans avoir été précédée de l'état chronique, ce qu'un traitement bien ordonné peut réaliser assez rapidement, les suites de la blennorrhagie sont des plus simples; il y a *restitutio ad integrum*.

Il n'en est plus de même lorsque la rectite a pris la forme chronique; il faut craindre alors de voir survenir le rétrécissement rectal et l'on sait combien grave est son pronostic, combien impuissant souvent est son traitement; il faut craindre aussi la rectite proliférante, et je ne puis résister au désir de transcrire ici le tableau qu'en trace Hamonic : les « hémorragies et les écoulements deviennent plus abondants et plus fréquents : la malade maigrit; une dyspepsie rebelle l'empêche de réparer ses forces; chaque selle est pour elle un véritable supplice. La constipation devient opiniâtre et l'expulsion d'un bol fécal nécessite des efforts énormes et prolongés. Ce sont là de véritables accouchements... Puis ce sont des épreintes, du ténesme intolérable ; de temps à autre du ballonnement et des vomissements surviennent par le fait de la constipation. On peut même observer un certain degré de péritonisme. Une débâcle survient, qui soulage beaucoup la malade mais qui la brise et l'épuise. L'appétit a disparu depuis longtemps ; l'hypocondrie la plus complète déprime encore la malheureuse, qui, à bout de ressource et perdant courage, songe au suicide comme dernière ressource ». « Ce tableau, ajoute Hamonic, est bien sombre, mais nous avons été terriblement impressionné par le récit que nous faisait un médecin qui, pendant des mois, a supporté les souffrances les plus terribles. »

Traitement de la blennorrhagie ano-rectale. — Le traitement variera suivant la période à laquelle on est appelé à voir la rectite.

Dans les cas de localisation isolée au niveau de la région anale, le traitement sera des plus simples ; on pourrait presque dire que les soins de propreté et d'hygiène suffisent pour amener la guérison. Dans la période aiguë, on aura recours à des lavages fréquents tièdes ou chauds, avec une solution antiseptique ; j'emploie surtout le sublimé à 1 0/00 ; puis ensuite des pansements secs avec une poudre isolante, telle que le tannin, la poudre d'oxyde de zinc que l'on recouvrira d'une couche de coton séparant les sillons cutanés, et s'il est possible, on introduira de petites mèches dans chacun des plis radiés de l'anus. Le tout sera retenu avec un bandage en T. Si la blennorrhagie est intra-sphinctérienne, il faudra maintenir en permanence une mèche enduite d'une pommade, soit à l'acide borique, soit à l'iodoforme, que l'on introduira dans l'anus au moyen d'un porte-mèche ; si la douleur était vive, s'il existait du ténesme, de la contracture du sphincter, on se trouverait bien d'introduire dans la pommade une faible dose de chlorhydrate de cocaïne. Enfin on veillera à ce que la malade, après chaque garde-robe, procède à un lavage attentif de la région et refasse son pansement avec soin. Les garde-robes seront facilitées par de légers purgatifs ; il faudra faire grande attention, si l'on donne des lavements, de ne pas transporter dans la région anale ou même rectale le pus virulent avec la canule de l'irrigateur.

Ce traitement simple, auquel on ajoutera des bains fréquents, soit bains généraux, soit bains de siège, suffira, dans la grande majorité des cas, à faire en peu de jours disparaître la blennorrhagie anale. Les végétations, si elles existent, disparaîtront souvent spontanément sous l'influence de la propreté, mais parfois persisteront après la disparition de tout état aigu, stigmate rappelant la présence de l'ancienne affection ; quelquefois même elles continueront à croître et à se multiplier. Il sera nécessaire, dans ces cas, de les traiter chirurgicalement et de les sectionner aux ciseaux si elles sont pédiculées, de les enlever à la curette si elles sont sessiles. On se trouvera bien, si l'on veut se mettre à l'abri de toute récidive, de toucher le point d'implantation avec le thermocautère. Je ne parle pas ici des moyens qui ont été proposés pour détruire ces végétations ; j'aurai à y revenir lorsque je traiterai d'une façon générale de ces complications si fréquentes de la blennorrhagie féminine.

Lorsque le traitement que j'ai indiqué plus haut n'amène pas rapidement un changement dans l'état aigu, je conseillerai volontiers, avec la plupart des auteurs d'ailleurs, des attouchements avec une solution à 1 gr. 0/0 de nitrate d'argent, ou des lavages avec le permanganate de potasse, avec la résorcine. Mon interne, M. Richard d'Aulnay, a essayé avec succès la solution de bleu de méthylène ; il en a obtenu les meilleurs résultats.

Dans la blennorhagie rectale, le traitement devient plus important. Il devra être appliqué dès que l'on reconnaîtra la lésion ; il faut savoir que celle-ci ne devient grave que lorsqu'elle est passée à l'état chronique et lorsqu'elle a duré un temps prolongé. Aussi est-ce rapidement qu'on doit intervenir. C'est encore par des lavages fréquents qu'on obtient les plus rapides succès. Je conseillerai de faire des lavages continus avec une sonde à double courant. Ces lavages pourront être faits avec une solution d'acide borique et, tout aussi efficacement, avec de l'eau bouillie très chaude, aussi chaude que la malade pourra la supporter. Ces lavages ne sont pas douloureux et agissent comme antiseptiques en entraînant tout élément virulent et comme antiphlogistiques par leur température élevée et constante.

En même temps on prendra soin de combattre la constipation par des purgatifs salins et, s'il se produit du ténesme, par des suppositoires antispasmodiques, extrait de belladone, camphre, etc. La cocaïne ici pourra rendre des services. Dans l'intervalle des irrigations, on devra introduire dans l'anus de longues mèches qui isolent les parties et en même temps forment un pansement permanent. Les bains seront ici encore d'un grand secours.

Je ne parlerai pas du traitement des rétrécissements qui ne sont qu'une complication tardive, un résultat éloigné de la blennorrhagie, pas plus qu'en traitant de la chaudepisse chez l'homme on n'indique le traitement des rétrécissements de l'urèthre. Je me contente de renvoyer à tous les traités de chirurgie. Je dois répéter seulement que la meilleure prophylaxie des rétrécissements du rectum consiste à guérir le plus rapidement possible la rectite, dont ils sont la conséquence.

Quant à la rectite proliférante, je peux en résumer la thérapeutique en quelques lignes. Dès que la période aiguë est passée, et j'ai dit plus haut quels étaient les procédés à mettre en usage, lorsqu'il ne reste plus que les tumeurs, il faut procéder à leur ablation chirurgicale. Pour la pratiquer complète, il faut, ainsi que le conseillait Trélat, après avoir chloroformé la malade, faire une dilatation large de l'anus. L'enlèvement des tumeurs deviendra facile avec le thermo-cautère. On pourra explorer toute la muqueuse rectale et se mettre ainsi à l'abri de toute récidive.

Lorsque les tumeurs sont enlevées en totalité, il faut cautériser avec soin leur point d'implantation et les détruire complètement. Les récidives sont à redouter et nous voyons là se reproduire ce que nous avons vu pour l'uréthrite proliférante. Le pansement sera des plus simples. Si la section a été faite avec le cautère au rouge sombre, il n'y aura aucune hémorragie à redouter, et il suffira de laisser dans l'anus une mèche de gaze iodoformée que l'on renouvellera deux fois par jour. En quelques jours la malade sera guérie.

Malheureusement, il faut redouter, si c'est une malade qui a eu des habitudes invétérées de pédérastie, de voir celles-ci se reproduire et entraîner de nouveau la rectite et, plus tard, le rétrécissement.

8. Blennorrhagie auriculaire, buccale, nasale.

Certaines localisations exceptionnelles de la blennorrhagie sont de véritables curiosités scientifiques et leur histoire est loin d'être faite. Telle, par exemple, la *blennorrhagie auriculaire*, que Lentin et Reil ont signalée. La *stomatite blennorrhagique* est prouvée par les faits de contagion dans les coïts *ab ore*. Je rappelle les faits que j'ai rapportés de Diday, de Clerc, d'Horand, de Chantemesse, etc., qui sont des faits où la contagion seule démontrait la blennorrhagie possible de la cavité buccale, mais une blennorrhagie latente, ne donnant aucun symptôme ; on ne pouvait avec eux écrire l'histoire de ces séjours momentanés du gonocoque. La blennorrhagie buccale n'a été véritablement étudiée que dans un mémoire récent de Cutler (*Internat. Klin. Rundschau*, 26 janvier 1889) intitulé *Stomatite blennorrhagique*. En 1892, le même auteur a publié une observation ayant trait à un nouveau-né qui, né d'une mère blennorrhagique, fut atteint d'une stomatite à apparences pseudo-membraneuses, avec production de pus jaune verdâtre et dans lequel il fut possible de révéler l'existence du gonocoque. La guérison se fit assez rapidement sous l'influence du traitement.

A côté des localisations exceptionnelles, il faut placer la *blennorrhagie nasale*. Celle-ci fut dès

1784 admise par Andrew Duncan et acceptée par Hernandez et Hecker qui en 1812 regardaient cette localisation comme due à une inoculation directe, alors que plus tard devait naître la théorie si longtemps maîtresse de la métastase. En 1857 une autre observation d'Edwards, d'Edimbourg, signale le fait d'une dame qui, s'étant servie pour se moucher d'un linge imprégné de pus blennornorhagique, fut atteinte cinq jours après de coryza. « La narine devint sèche, chaude, avec cuisson, et bientôt elle commença à rendre une matière jaune. Peu de temps après, la narine droite se prit de la même façon et les yeux s'enflammèrent un peu. » Enfin, en 1878, Renzone (*Morgagni*, II, 1878) rapporte le fait d'un enfant qui fut guéri d'un ozène par l'inoculation involontaire de pus blennorrhagique. L'inflammation spécifique se déclara intense deux jours après l'inoculation : 15 jours plus tard, la rhinite blennorrhagique et l'ozène étaient guéris.

L'expérimentation ne semble pas avoir confirmé ces observations, qui cependant paraissaient concluantes. C'est ainsi que Diday dit avoir très souvent (8 et 10 fois pour le moins) expérimentalement porté dans la narine et frotté sur la pituitaire de blennorrhagiques, le bout du doigt chargé de muco-pus uréthral ; jamais il n'en est résulté même la plus légère inflammation de la muqueuse nasale. Bonnières, ayant de même, avec un pinceau, porté du pus d'ophtalmie purulente dans la fosse nasale, n'eut pas plus de résultat ; par contre, Clerc put faire naître par inoculation un coryza, qui dura plusieurs jours avec une intensité considérable.

Il semble résulter de ces faits que la blennorrhagie nasale existe probablement, mais qu'il n'est pas encore possible de trancher définitivement la question avant de nouvelles recherches.

Je dois citer l'hypothèse émise par Jullien que le coryza des nouveau-nés serait peut-être dû à une inoculation blennorrhagique. Il apparaît du deuxième au troisième jour comme l'ophtalmie purulente et présente une durée indéterminée, si la thérapeutique n'intervient pas. Pajot, consulté par Jullien à l'égard de cette hypothèse, ne l'a pas admise. Dans la majorité des cas, le coryza des nouveau-nés ne présente pas, en effet, l'acuité des symptômes et surtout le flux abondant que l'on devrait s'attendre à rencontrer en pareil cas. Il cède rapidement à l'emploi de remèdes peu énergiques ; or ce ne sont pas là les caractères des affections blennorrhagiques (Jullien).

9. Blennorrhagie oculaire. — Ophtalmie purulente.

L'ophtalmie purulente doit actuellement prendre rang parmi les localisations d'inoculation directe de la blennorrhagie. Pendant longtemps on a cherché à établir des divisions sans nombre, à créer des formes particulières d'ophtalmie, pour éviter d'affirmer l'origine constamment blennorrhagique de l'ophtalmie grave, à forme destructive.

La femme, en particulier, avait été regardée comme présentant une ophtalmie spéciale, non blennorrhagique et venant se confondre avec l'ophtalmie blennorrhagique sous les noms de conjonctivite leucorrhéique, de conjonctivite par inoculation génitale. « A côté de l'ophtalmie blennorrhagique de la femme adulte et des petites filles, y a-t-il place pour des conjonctivites leucorrhéiques autres que celles où, cliniquement et bactériologiquement, nous trouvons tous les attributs d'une véritable affection vénérienne et où le diagnostic est certain? La question si intéressante ne sera tranchée que par des examens répétés et par des expériences semblables à celles de Piringer (1840) qui, en inoculant du pus de conjonctivite purulente et de blennorrhagie sur la conjonctive d'yeux humains dont la vision était perdue, a donné des détails si précieux sur l'inoculabilité et la variation de virulence du pus blennorrhagique. » (Alb. Terson, 1893.)

Le type de la prétendue conjonctivite leucorrhéique est le plus souvent blennorrhagique vrai, destructif ou atténué.

On a objecté que certaines malades présentaient des ophtalmies blennorrhagiques de nature toute différente de celles que l'on observe si fréquemment chez l'homme et plus encore chez l'enfant ; que certaines blennorrhagies chez la femme donnaient lieu à une simple conjonctivite bénigne, nullement comparable à l'ophtalmie purulente si redoutable et si commune.

On a ici encore confondu deux manifestations symptomatiques de la même affection. L'ophtalmie purulente, que je voudrais voir appeler, pour qu'il n'y ait pas confusion, la blennorrhagie oculaire, est le résultat de l'inoculation directe de l'œil ; la conjonctivite blennorrhagique elle, ne serait qu'une manifestation de la maladie générale, la blennorrhagie, au même titre que l'arthropathie blennorrhagique, que la synovite blennorrhagique, etc.

Je retrouverai ici la même loi qui régit toute l'étude de la blennorrhagie et qui montre l'évolution suivie par le gonocoque. L'inoculation directe d'une muqueuse ou d'une séreuse par le *pus gonococcique*, du moment que cette muqueuse ou cette séreuse seront en contact avec des foyers d'auto-inoculation possible, sera toujours suivie d'une suppuration plus ou moins aiguë, plus ou moins tenace, plus ou moins grave. Les muqueuses utérines, vaginales, uréthrales en sont des preuves indéniables.

Mais dès que l'infection blennorrhagique agira seule, c'est-à-dire dès que la localisation de l'infection se fera sur une muqueuse ou une séreuse profondes, à l'abri de toute inoculation autre que le gonocoque, le processus évolutif devient tout différent. La suppuration ne se montre pas. Les phénomènes congestifs sont seuls provoqués, déterminant des troubles dans la nutrition, amenant des épanchements plus ou moins abondants, mais pas de suppuration ; c'est ainsi que l'on rencontre les arthrites, les synovites rhumatismales, c'est ainsi que la salpingite blennorrhagique pure évolue, c'est ainsi que la conjonctivite séro-vasculaire bénigne est manifestement blennorrhagique, mais évolue d'une façon toute différente de la blennorrhagie oculaire, et j'en reporterai, par suite, l'étude aux complications de la blennorrhagie.

Fréquence et causes de la blennorrhagie oculaire chez la femme. — La blennorrhagie oculaire chez la femme a été regardée comme exceptionnelle par nombre d'auteurs. Swédiaur, qui un des premiers décrivit l'ophtalmie, la regardait comme n'existant pas chez la femme ; par contre, Rognetta dit l'avoir rencontrée également dans l'un et l'autre sexe ; Furnari, Mackensie, Desmarres la regardent aussi comme exceptionnelle chez la femme. M. de Wecker la prétend extrêmement rare chez la femme et ne l'a vue « que deux fois chez Sigmund, dans le service du grand Hôpital de Vienne ». La même opinion est défendue par Fuchs, Meyer, Galezowski. Delens dit qu'elle « se rencontre chez l'homme dans une proportion infiniment plus considérable que chez la femme. « Cette différence, dit-il, se comprend si l'on réfléchit aux différences d'habitude et de costume. Les hommes atteints de blennorrhagie se livrent, en dehors même de la miction, à des examens répétés de leurs organes génitaux et ont les doigts fréquemment souillés par l'écoulement uréthral. Ces conditions n'existent pas chez la femme. »

Dans un travail récent, M. Alb. Terson donne des chiffres qui semblent devoir faire modifier cette opinion trop généralement acceptée. « Dans le service de M. Panas, dit-il, pour les années 1890-1892, on trouve, en 1890, 17 ophtalmies blennorrhagiques chez l'homme, 3 chez la femme ; en 1891, 9 ophtalmies masculines, 3 féminines ; en 1892, 11 ophtalmies masculines, 8 féminines. On voit donc que dans certains cas le nombre de ces ophtalmies chez la femme peut se rapprocher sin-

gulièrement du nombre observé chez l'homme. »
Je dois ajouter que, depuis cinq ans que j'ai
mon service de vénériennes à Saint-Lazare, où
cependant les blennorrhagies sont constamment
nombreuses, je n'ai pas eu encore l'occasion de
soigner une seule ophtalmie purulente.

La cause de cette rareté relative peut se trouver dans les raisons données par Delens, que j'ai
dû citer plus haut. On pourrait peut-être la trouver aussi dans l'évolution si rarement aiguë de la
blennorrhagie féminine. L'uréthrite chronique,
la métrite chronique, telles sont les deux lésions
les plus fréquentes que l'on rencontre et qui donnent une quantité infime de pus blennorrhagique
qu'il faut aller chercher, dont il faut provoquer
la sortie pour en obtenir la révélation. On conçoit
qu'il est difficile pour la femme, dans un contact
rapide avec les doigts, soit en s'essuyant, soit en
se grattant, de ramener la gouttelette de pus suffisante pour inoculer sa conjonctive. C'est seulement dans les cas aigus, du reste, que l'on a signalé l'ophtalmie blennorrhagique, et ils sont
rares. C'est aussi chez les petites filles qu'on l'a
vue survenir, et cela s'explique par la fréquence
chez elles de la vulvite aiguë.

Dans les cas où on a pu remonter à la source de
l'inoculation, on l'a trouvée étrangère chez la
femme, beaucoup plus souvent que chez l'homme.
On connaît le cas de Dupuytren : une femme, en
1832, entrait à l'Hôtel-Dieu pour une ophtalmie
qui, le lendemain, avait amené la perte des deux
globes. Les organes génitaux examinés n'appren-
nent rien. Dupuytren fait venir le mari, recherche

quel est l'état de son urèthre et découvre la blennorrhagie. Le contact des doigts, des linges souillés de pus blennorrhagique, sera l'origine la plus fréquente de l'ophtalmie chez la femme.

Souvent aussi le pus pourra provenir d'autres ophtalmies blennorrhagiques : « Une mère a gagné ce mal redoutable en veillant son fils atteint de blennorrhagie oculaire. » (Jullien.) Les gardes-malades, les sœurs d'hôpital sont souvent victimes des soins qu'elles donnent aux blennorrhagiques oculaires et surtout aux nouveau-nés atteints d'ophtalmie. Je ne parle que pour mémoire des faits où de vieilles femmes perdirent leurs cornées pour s'être lavé les yeux avec de l'urine de sujets probablement blennorrhagiques (Rognetta, Jullien, Delens).

La contagion de la blennorrhagie oculaire est très fréquente, et rien n'est moins rare que de voir un nouveau-né infecter les yeux de son entourage, nourrice, mère, sœurs, etc.

Chez les petites filles, la contagion peut être personnelle, c'est-à-dire que la petite malade transporte elle-même le pus blennorrhagique de sa vulve à son œil, mais elle peut aussi se faire d'un sujet à un autre. C'est ainsi que Morax (*Progrès médical*) a rapporté le cas d'une petite fille qui avait reçu dans l'œil, en jouant, le doigt d'une de ses petites camarades qui, atteinte de blennorrhagie, lui donna une ophtalmie caractéristique et à gonocoques (Terson).

Il semble que le pus blennorrhagique ne soit pas également inoculable dans toutes les conditions. La sécrétion blennorrhagique étendue de 50 à 100 fois son poids d'eau n'est plus inoculable ; desséchée sur des linges, elle paraît aussi perdre ses qualités virulentes au bout de 36 à 48 heures (Delens). Ces résultats d'expériences encore incomplètes ne paraissent pas en rapport avec ce que semblent démontrer des observations déjà nombreuses.

L'âge des malades est variable ; presque toujours l'ophtalmie se montre pendant la période de la vie génitale de la femme, ce qui s'explique facilement. Cependant on a signalé des cas chez certaines femmes ayant dépassé l'âge de la ménopause. C'est ainsi que Chaussier et Tyrrel ont vu des femmes septuagénaires et octogénaires perdre leurs deux yeux. Essad (*Rec. d'opht.*, 1893) rapporte un cas de ce genre. Dans ces cas on ne doit guère incriminer le sujet lui-même, et on ne trouve pas chez lui de blennorrhagie génitale. Cependant Terson cite un fait concernant une femme de 58 ans, avec les deux yeux sur le point de se perforer et une abondante sécrétion vaginale à gonocoques.

Les auteurs sont d'accord pour considérer l'œil droit comme plus souvent atteint que le gauche, ce qui serait en rapport avec le mode d'inoculation par la main droite portée naturellement à l'œil droit. On s'est demandé si, lorsque l'œil droit est pris, il y a une présomption pour que la contagion vienne du sujet lui-même, tandis qu'à l'œil gauche elle peut venir de lui, mais aussi de l'entourage. Il ne faut pas, je crois, attacher trop de valeur à ce signe clinique, mais simplement savoir que c'est l'œil droit qui est le plus ordinairement atteint.

La nature blennorrhagique de l'ophtalmie purulente, si elle était à démontrer, le serait par les généralisations qui ont pu suivre l'inoculation de l'œil, sans qu'il y ait eu d'autre localisation. C'est ainsi que Galezowski a pu observer chez la femme des manifestations rhumato-articulaires, et que d'autre part on a signalé des faits où la contagion avait été portée de l'œil aux organes génitaux.

Symptômes et diagnostic de la blennorrhagie oculaire.

— La blennorrhagie oculaire débute presque immédiatement après l'inoculation. Il ne semblerait pas y avoir de période d'incubation. Cette invasion brusque a pu être saisie sur le fait en quelque sorte, lorsque l'on a fait des inoculations thérapeutiques dans les cas de conjonctivite granuleuse. Chez le nouveauné, la conjonctivite apparaît dès le deuxième ou le troisième jour après la naissance.

Les auteurs divisent généralement l'ophtalmie blennorrhagique en trois périodes ; la première dans laquelle on constate les signes d'une inflammation catarrhale vive, la seconde caractérisée par l'apparition de la sécrétion purulente, la troisième par les lésions de la cornée.

Chez la femme, d'après la lecture des observations, l'évolution semble beaucoup plus rapide et plus grave que chez l'homme, ce qui serait en rapport avec l'origine même du pus contaminateur qui, nous l'avons dit, provient presque toujours d'une blennorrhagie à l'état aigu.

Il n'en est plus de même chez les petites filles,

et surtout chez les nouveau-nés. Chez ceux-ci, en effet, le pronostic de l'ophtalmie « est souvent bénin, l'inoculation faite au moment de l'accouchement est moins active : le pus inoculé est atténué par les liquides avec lesquels il est mélangé ; souvent aussi c'est un pus de métrite chronique qui suffit par déterminer la conjonctivite, qui n'est alors qu'une conjonctivite de peu de virulence ».

Au point de vue clinique, Desmarres, Galezowski ont signalé vers le quatrième ou le cinquième jour un signe qui ne manque presque jamais, c'est l'ecchymose sous-conjonctivale, soit en large plaque, soit « sous forme de petites flammèches variées disséminées autour de la cornée ». Ces ecchymoses permettraient de porter presque à coup sûr le diagnostic de conjonctivite leucorrhéique, arrivée au quatrième jour. « Ce symptôme est caractéristique ; dès l'apparition des ecchymoses, il y aurait une détente notable de la maladie et l'état général devient meilleur. » (Jacob. Th. 1879.) « Ces accidents ne seraient nullement pathognomoniques. » (Terson.)

La blennorrhagie de l'œil se termine de trois façons : par *la perforation, la guérison* ou *le passage à l'état chronique.*

Chez la femme, son évolution, son diagnostic ne diffèrent pas de ce qu'ils sont chez l'homme. Peut-être peut-on dire que la marche est foudroyante plus souvent que chez l'homme et que la gravité, par suite, doit en être considérée comme plus grande.

Traitement de la blennorrhagie oculaire. — Nous ne nous attarderons pas à relater tous les traitements qui ont été tour à tour indiqués et abandonnés. Ils sont du reste tous appuyés sur le même principe de destruction radicale et rapide du virus blennorrhagique.

Je me contenterai de rapporter, sans y rien changer, celui qu'indique M. Terson dans le mémoire que nous avons eu si souvent à citer dans ce chapitre.

« Le premier soin, après avoir bien étudié le cas pour savoir si la sécrétion purulente est franchement établie, est d'assurer la parfaite exécution du traitement ; cette ophtalmie demande une thérapeutique effective de tous les instants. Le malade ne peut se soigner seul.

» Pour assurer que les remèdes pénétreront jusqu'au niveau des lésions et de la repullulation microbienne, il faut d'abord qu'on puisse bien retourner les paupières : il ne faudra donc pas hésiter à débrider la commissure externe d'un seul coup de ciseaux oblique en bas, si les paupières ne se retroussent pas suffisamment. Une fois les paupières bien retroussées, on pratique au pinceau la cautérisation avec la solution de nitrate d'argent au trentième, après avoir parfaitement débarrassé avec des tampons d'ouate hydrophile *sèche* tous les recoins de la conjonctive à nettoyer. La cautérisation à blanc terminée, en protégeant la cornée avec une petite coque d'ouate hydrophile mouillée et *après* (et non *avant*, comme Sanson le faisait déjà au milieu de ce siècle) avoir cautérisé chaque paupière avec le cul-de-sac, *successivement* on scarifie à fond la conjonctive palpébrale et on laisse saigner quelques instants. Cela fait, pour agir sur le chémosis, on pratiquera avec de fins ciseaux courbes l'ébarbement des petits mamelons du chémosis, de façon à transformer la surface du chémosis bulbaire en une sorte d'écumoire ; on applique enfin plusieurs sangsues à la tempe.

» Toutes les demi-heures, grands lavages des culs-de-sac aux releveurs perforés d'Osio à trous élargis ou avec les blépharostats laveurs des culs-de-sac (Andrews, Gayet, A. Terson) et la solution boriquée saturée. Dans l'intervalle, le malade se bassine et s'essuie les paupières avec des tampons d'ouate trempés dans l'eau boriquée glacée.

» On pratiquera un lavage biquotidien avec les mêmes instruments et la solution de permanganate au quatre millième : 1/2 litre à la fois, au moins.

» La nitratation dans la période aiguë sera faite deux fois par jour, de même que les scarifications. A l'intérieur, 8 à 10 capsules de santal ; calomel à dosés réfractées. Il faut se garder de supprimer trop tôt la nitratation. » (Terson.)

IV

COMPLICATIONS

DE LA BLENNORRHAGIE

Dans toute l'histoire de la blennorrhagie se retrouve cette double notion : la blennorrhagie est une infection spécifique ; la blennorrhagie est dans toutes ses localisations alliée à une infection secondaire qui s'est jointe à elle, soit que la blennorrhagie ait été l'occasion de son apparition, soit qu'elle lui ait ouvert une porte d'entrée.

Les complications de la blennorrhagie découlent de cette double notion. Les unes relèvent de l'infection secondaire, les autres du caractère infectieux du gonocoque lui-même. Les unes seront des complications greffées sur une blennorrhagie. Les autres seront des généralisations éloignées et multiples de l'infection blennorrhagique.

1° Complications locales tenant à l'infection mixte

Les complications locales, d'infection secondaire, sont toutes de même origine. Ce sont des infections lymphatiques. Nous allons les retrouver dans toutes les régions où la blennorrhagie se localise elle-même.

Lymphangite vulvaire. — Elle se montre surtout pendant la période aiguë de la blennorrhagie vulvaire.

Elle survient chez les malades peu soigneuses de leur personne, où la malpropreté vient s'ajouter à l'écoulement se produisant au niveau des organes génitaux, pour produire un foyer d'infection.

La lymphangite naît généralement au niveau d'une érosion blennorrhagique, d'un follicule enflammé. Elle occupe les petites et les grandes lèvres. Celles-ci présentent des traînées rouges plus ou moins irrégulières, à direction constante, anatomiquement dessinées suivant le trajet des lymphatiques. Ceux-ci sont perceptibles au toucher et forment des cordons durs, régulièrement cylindriques, plus souvent moniliformes, présentant de loin en loin, dans les cas accentués, des renflements arrondis au niveau desquels la peau est souvent adhérente. Les grandes et les petites lèvres sont gonflées, œdémateuses. Les douleurs sont caractéristiques, elles sont toutes différentes de celles dues à la vulvite elle-même ; c'est une lourdeur, une tension pénible. Lorsque l'on vient à toucher un des cordons lymphangitiques, on provoque une douleur vive, limitée plus ou moins au trajet même du lymphatique. Les ganglions lymphatiques sont eux-mêmes augmentés de volume au niveau du pli de l'aine, plus ou moins douloureux et forment une tumeur parfois perceptible à la vue.

La lymphangite s'accompagne généralement d'un état fébrile plus ou moins marqué suivant son intensité. Par le traitement, ces phénomènes disparaissent assez rapidement. Il suffit du repos, de quelques bains, de compresses résolutives, de lavages vulvaires pour obtenir la résolution de toute lymphangite. Mais si les malades continuent à marcher, à se fatiguer, si surtout elles ne prennent aucun soin de propreté, cette lymphangite peut suppurer. C'est ainsi que j'ai vu une malade qui présenta deux abcès lymphangitiques gangréneux, dus à la suppuration sur le trajet même d'un vaisseau lymphatique, au niveau du sillon qui sépare la grande lèvre de la cuisse, et survenus au niveau même d'un renflement du cordon lymphatique. Ces abcès lymphangitiques ne présentent généralement pas autant de gravité. Une incision, suivie d'un attouchement de la poche avec chlorure de zinc ou teinture d'iode, suffit généralement pour amener la guérison.

Adénite inguinale aiguë et chronique. — Consécutive toujours à une lymphangite, l'adénite inguinale est une complication de la blennorrhagie aiguë. Elle est relativement rare et ne se rencontre guère que chez les malades que leurs travaux entraînent à des fatigues exagérées. La marche, la machine à coudre, l'équitation seront pour une blennorrhagique l'occasion ordinaire d'une adénite.

La lymphangite, qui précède l'adénite, est aiguë telle que nous l'avons décrite plus haut, mais beaucoup plus souvent elle est latente. Le premier symptôme qui indique une infection lymphatique est le gonflement du ganglion, les douleurs du pli de l'aine. Le cordon lymphangitique dans la plupart des cas n'est pas perceptible. Il semblerait qu'il ait servi de conducteur à l'élément infectieux en restant lui-même réfractaire à l'infection.

Le ganglion inguinal est augmenté de volume, douloureux, il siège du côté droit ou du côté gauche indifféremment. À la palpation, l'adénite est souvent mobile, mais si elle a duré quelques jours, il se fait rapidement de la périadénite, elle s'immobilise, prenant peu à peu des adhérences avec la peau.

La terminaison ordinaire de cette adénite est la résolution. Il suffit pour l'obtenir de mettre les malades au repos et de traiter la blennorrhagie génitale pour voir toute crainte disparaître.

Cependant lorsque les causes de l'adénite persistent, il faut craindre de la voir suppurer. La peau devient rouge, tendue, œdémateuse ; la région devient douloureuse. Des élancements apparaissent et bientôt la fluctuation révèle la présence du pus. Il faut alors lui donner issue, sinon l'ouverture se fera spontanément et dans ce cas il pourra se faire une perte de substance de la peau, dont la cicatrice pourra être vicieuse.

Le pus qui sort de l'adénite n'est pas virulent : c'est du pus de bonne nature, auraient dit nos ancêtres.

L'adénite parfois présente une marche chronique ; elle est alors presque toujours bilatérale. Elle est peu ou pas douloureuse ; on trouve dans les aines un ganglion du volume d'une noisette ou d'une noix, peu sensible à la pression et mobile, parfois incomplètement. Autour de ce ganglion, d'ordinaire unique, on peut, dans quelques cas, en percevoir un autre, parfois deux, qui sont augmentés de volume. Ces ganglions n'ont aucune tendance à suppurer et persistent parfois après la disparition de la blennorrhagie vulvaire. Il faut se garder de les confondre avec la pléiade symptomatique d'une syphilis antérieure, et ils ont pu, dans quelques cas, faire hésiter un observateur attentif. Ils ont, en effet, beaucoup des caractères de cette pléiade, et il faut être prévenu de leur existence possible pour éviter une erreur de diagnostic. On les rencontre surtout dans les cas de blennorrhagies anciennes, surtout celles qui sont accompagnées d'abcès de la grande lèvre, de bartholinites restées fistuleuses. En traitant la blennorrhagie qui les provoque, on traite en même temps l'adénite chronique, qui par elle-même n'a pas de tendance à passer à l'état aigu. Je dois pourtant ajouter que si la malade fait des excès de fatigue, de marche, etc., ces adénites pourront suppurer. On a voulu attribuer à la strume une influence sur l'apparition de cette adénite, on a accusé la chaudepisse de réveiller la diathèse strumeuse. Il est certain que certaines malades semblent plus prédisposées que d'autres à voir survenir ces adénopathies pendant le cours de la blennorrhagie ; mais on ne doit pas pour cela oublier qu'elles ne sont en tout cas que le résultat d'une infection à distance.

Phlegmon du ligament large. — Les localisations profondes de la blennorrhagie, de même que les superficielles, peuvent donner lieu à des lymphangites. Cette notion a paru oubliée des auteurs qui ont voulu nier l'existence du phlegmon du ligament large. Exclusifs dans leur opinion, les uns ont voulu tout rapporter à la trompe, les autres tout au péritoine ; j'ai démontré comment les uns et les autres avaient raison, comment avec Pozzi on ne peut nier la salpingite blennorrhagique, comment avec Bernutz on doit reconnaître la pelvi-péritonite. Je crois ici qu'il faut aussi, avec Lucas-Championnière, admettre la lymphangite péri-utérine et par suite l'adéno-phlegmon du ligament large.

Que l'on ne l'admette pas comme blennorrhagique, je l'accorde volontiers, mais il faut le considérer comme un des résultats de ces infections secondaires que nous étudions actuellement. Je n'insiste pas sur la disposition anatomique des vaisseaux lymphatiques pénétrant dans le tissu cellulaire des ligaments larges où ils rencontrent un ou plusieurs ganglions, en particulier celui de M. Lucas-Championnière, situé sur le côté et en arrière du col, puis se rendant aux ganglions lombaires moyens et supérieurs.

Suivant M. Lucas-Championnière, les lymphangites bénignes sont très fréquentes, surtout à la suite des couches. Je crois tout le monde d'accord à cet égard. En est-il de même pour les lésions utérines de la blennorrhagie? Le raisonnement seul, dans ces cas, permet d'affirmer que l'adénite, la péri-adénite inguinale secondaires, étant possibles à la suite de la blennorrhagie vulvaire, on ne voit pas pourquoi l'adénite et la péri-adénite para-utérines n'existeraient pas à la suite de la blennorrhagie utérine. Ce n'est plus alors une adénite blennorrhagique, c'est une adénite non spécifique, d'infection générale. On a voulu donner à la puerpéralité le triste apanage du phlegmon du ligament large ; dans celle-ci, l'infection partie du col utérin ne peut pas reconnaître comme origine d'autre micro-organisme que celui-là même qui peut exister au niveau du col utérin après une infection secondaire ayant succédé à la blennorrhagie.

Le phlegmon du ligament large apparaît après des fatigues exagérées, surtout des excès de coït, chez les blennorrhagiques, plus fréquemment dans les cas d'infection puerpuéro-gonorrhéique. Il revêt d'ordinaire la forme aiguë. Il se combine souvent avec des phénomènes de pelvipéritonite. Je ne reviens pas sur ces phénomènes et je veux seulement énumérer les symptômes qui ont été donnés comme caractéristiques de l'adénophlegmon.

Symptômes. — Au début, les accidents se présentent d'une façon insidieuse : quelques douleurs, quelques élancements dans le bassin, douleurs dans les lombes, à la région hypogastrique. La fièvre est variable, souvent très marquée ; dans d'autres cas, elle est à peine sensible. Au bout de quelques jours, par le toucher combiné au palper, on reconnaît la présence d'une tumeur lisse, unie, sans bosselure, difficile à limiter, formant un *véritable plastron* sur la paroi supérieure et latérale du vagin, souvent aussi un *plastron abdominal*. Cette induration est caractéristique du phlegmon du ligament large et permet de le distinguer, même au point de vue clinique, de la salpingite, arrondie, globuleuse, parfois mobile, isolée, faisant saillie plus ou moins dans un des culs-de-sac. L'induration vaginale immobilise le vagin, le rend rigide ; on a la sensation d'un « vagin de carton ». L'utérus est embrassé dans un croissant induré formé par le prolongement antérieur et postérieur de la tumeur ; un sillon sépare celle-ci de l'utérus. Le cul-de-sac postérieur est toujours libre. Pendant quelque temps la tumeur reste intra-pelvienne, mais souvent elle s'étend vers la paroi abdominale et c'est alors qu'elle donne lieu au plastron abdominal.

La terminaison du phlegmon du ligament large est variable. Les auteurs disent qu'il peut se terminer par résolution, par induration ou par suppuration. La première terminaison est la seule désirable. A la seconde correspondent les adhérences, les rétractions péri-utérines, les troubles utérins qui, à un moment donné, peuvent entraîner les malades à réclamer une hystérectomie vaginale pour obtenir la cessation des douleurs plus ou moins intenses qu'elles endurent.

La suppuration s'annonce par des phénomènes fébriles, des frissons erratiques, irréguliers ou intermittents. La douleur devient lancinante; enfin la sensibilité, le volume et la consistance de la tumeur se modifient.

La suppuration collectée, le pus peut se faire jour spontanément. Dans la grande majorité des cas, il tend vers la paroi abdominale. C'est au-dessus de l'arcade de Fallope que l'on voit la peau rougir et l'ouverture se faire. C'est en cette région aussi que dans nombre de cas le chirurgien devra faire une incision pour ouvrir la collection qu'il a reconnue. Dans d'autres cas, l'abcès bombe dans un des culs-de-sac vaginaux ; c'est en ce point qu'on devra l'ouvrir et ne pas attendre son ouverture spontanée. Enfin le pus peut se faire jour dans le rectum, dans le cœcum, dans la vessie, etc.

Traitement du phlegmon suppuré. — Quelle est l'intervention de choix ? On doit prendre comme guide la saillie formée par la tumeur. Il faut aller au pus par le plus court chemin. C'est dans ces cas de phlegmon du ligament large que l'incision simple suivie du lavage et du drainage de la poche a donné les meilleurs résultats. C'est pour ces cas qu'il est inutile d'avoir recours à la laparotomie et à l'hystérectomie. L'évacuation simple du foyer suffit sans qu'il soit nécessaire d'enlever aucun organe, trompe, ovaire ou utérus.

On conçoit de là toute l'importance du diagnostic entre ces trois affections si voisines et malheureusement si souvent confondues deux à deux : la salpingite, la pelvi-péritonite et le phlegmon du ligament large.

J'ajouterai en terminant cette esquisse rapide que le phlegmon suppuré du ligament large est exceptionnel dans la blennorrhagie, mais que son origine, presque toujours lymphangitique, le rend possible dans cette affection ; je répéterai que dans les cas où il a été observé il était presque toujours dû à une association puerpéro-gonorrhéique ; enfin que lorsqu'il est dû à la blennorrhagie seule, il est rare qu'il se termine par la suppuration.

2. Complications superficielles dues à l'irritation amenée par le pus blennorrhagique.

A côté des complications tenant à l'infection secondaire, on doit placer les lésions déterminées par le pus blennorrhagique sur les tissus avec lesquels il se met en contact. Je n'aurai que quelques mots à dire, ayant, dans le cours des descriptions antérieures, déjà indiqué la plupart de ces complications.

Intertrigo. — L'intertrigo du périnée, des plis génito-cruraux est une des lésions fréquentes consécutives à la vulvo-vaginite. Il s'étend généralement jusqu'au coccyx en arrière et détermine une rougeur vive, s'étendant plus ou moins et présentant dans certains cas une disposition analogue à celle que prend l'eczéma dans certains cas et qui l'a fait désigner sous le nom d'eczéma en 8 de chiffre. Cet intertrigo peut être indolore ; cependant il est parfois le siège de cuissons vives, de brûlures qui s'exaspèrent par la marche, par le mouvement. Il se trouve surtout chez les malades grasses et parfois présente une grande résistance au traitement. Il dure souvent aussi longtemps que l'écoulement génital et est sujet à des récidives indéfinies.

Il détermine dans ces cas une coloration de la peau parfois indélébile. C'est une coloration noire de la peau, d'une teinte plus ou moins foncée suivant les sujets. La peau elle-même conserve alors un épaississement marqué, et sa surface présente de véritables rugosités lui donnant l'aspect de la « peau de chagrin ». Les rugosités, en quelques points, peuvent former des saillies papilliformes, arrondies, d'ordinaire sessiles.

Il est très difficile de faire disparaître ces lésions : elles n'apparaissent que dans les cas où l'érythème s'est longtemps prolongé, lorsque la malade s'est abstenue de tout traitement. J'ajouterai que certaines malades semblent plus prédisposées que d'autres à ces altérations ; ce sont en particulier les malades à peau brune, pigmentée, chez lesquelles la moindre ulcération cutanée se termine presque toujours par une cicatrice pigmentée.

Pour éviter cette terminaison fâcheuse de l'érythème, il faudra dès son apparition prendre tous les soins nécessaires pour arrêter son développement et le faire disparaître le plus promptement possible.

Les soins de propreté joueront ici le rôle le plus considérable. Ils seront le moyen prophylactique le plus puissant pour mettre le malade à l'abri de l'intertrigo et, si celui-ci a apparu, ils pourront presque seuls l'arrêter dans son extension et en amener la guérison.

Les bains prolongés fréquemment répétés, un bain tous les jours, les ablutions plusieurs fois par jour, des applications de poudre inerte, tels seront les moyens qui, dans presque tous les cas, suffiront à amener la guérison de cette pénible complication. Il est inutile d'ajouter qu'il faudra mettre les parties malades à l'abri du contact du pus blennorrhagique.

Herpès des organes génitaux. — L'herpès des organes génitaux n'est point une affection univoque, plus que les autres herpès, comme l'a très justement dit Brocq ; les causes les plus diverses peuvent en provoquer l'apparition. Cependant son extrême fréquence sous l'influence de la blennorrhagie peut le faire considérer comme une complication de celle-ci, et sous son influence il revêt une forme particulière, d'une extrême ténacité et à laquelle on a donné le nom d'*herpès récidivant génital*.

Parfois l'herpès sera simplement constitué par quelques vésicules disséminées sur la face interne des petites lèvres, en particulier, ou groupées en un ou plusieurs amas, s'accompagnant de quelques cuissons plus ou moins marquées. Dans certains cas, à ces cuissons s'ajouteront des brûlures, un prurit d'une intensité exceptionnelle, forçant les malades à se déchirer pour calmer le véritable supplice qu'elles endurent.

Exceptionnels dans l'herpès discret, ces phénomènes sont beaucoup plus fréquents dans l'*herpès confluent*. C'est pendant la période aiguë, au début de la blennorrhagie vulvaire, que se montre cette complication. Chez les malades sujettes à l'herpès au moment de leurs règles, la blennorrhagie semble augmenter cette prédisposition et donne une acuité plus grande aux phénomènes dus à l'herpès menstruel. Les vésicules occupent presque toute la hauteur de la face externe des grandes lèvres et la région voisine des cuisses, s'étendent vers le périnée et la région anale. Souvent ces vésicules se réunissent et déterminent alors des érosions polycycliques, suintantes et recouvertes de fausses membranes plus ou moins grisâtres.

Des phénomènes généraux peuvent se montrer, en général peu accentués, auxquels se joignent des symptômes locaux plus ou moins graves : œdème considérable des grandes et des petites lèvres, qui rougissent et prennent un volume parfois considérable, cuisson et brûlure intolérables. Enfin ulcérations plus ou moins étendues résultant de la rupture des vésicules en plus ou moins grand nombre réunies.

Dans l'*herpès récidivant*, les phénomènes locaux sont beaucoup moins marqués, beaucoup moins intenses. Pour Diday et Doyon, il serait toujours consécutif à une affection vénérienne : syphilis, chancre mou ou blennorrhagie. Il est caractérisé par quelques vésicules apparaissant après quelques cuissons, quelques démangeaisons, puis évoluant rapidement. Il a comme caractéristique de réapparaître très fréquemment, sous l'influence de causes occasionnelles, en particulier les excès de coït, la malpropreté, et semble ne disparaître définitivement qu'avec la disparition de la blennorrhagie qui a déterminé son apparition.

Cet herpès peut être une cause fréquente d'erreur et rien ne sera plus fréquent que de le voir confondre avec le chancre syphilitique ou le chancre mou.

Le traitement de l'herpès sera des plus simples; on conseillera de lotionner avec de la solution boriquée, de la liqueur de Labarraque, de la décoction de tannin, etc., puis de soupoudrer avec une poudre isolante, oxyde de zinc, magnésie, sousnitrate de bismuth, talc, amidon, aristol, etc. Enfin dans certains cas, pour obtenir une guérison plus rapide, on se trouvera bien d'une cautérisation avec une solution de nitrate d'argent à 1/20 ou 1/30.

Acné varioliforme. — L'acné varioliforme est une complication fréquente de la blennorrhagie féminine et je l'ai rencontrée chez nombre de femmes ; c'est une lésion des glandes sébacées, sur laquelle mon collègue Barthélemy a, avec juste raison, rappelé l'attention dans ces derniers temps. Elle siège d'ordinaire sur le bord antérieur des grandes lèvres ou sur leur face externe, quelquefois on en trouve des groupes sur la face interne des cuisses, à 3 ou 4 centimètres du pli génito-crural. Cette acné varioliforme non douloureuse se présente sous la forme de petites saillies sphériques ou hémisphériques, à base plus ou moins large, du volume d'un petit pois ou d'un grain de blé. Leur surface est couverte d'une peau amincie, rosée et laissant apercevoir par transparence un contenu jaunâtre, lobulé, graisseux. A leur centre se trouve une dépression, une ombilication qui leur a fait donner le nom très juste de varioliformes. Si l'on vient à ouvrir ces petites saillies, on trouve dans leur intérieur deux ou trois petits lobules de matière concrète, adhérant à une sorte de petit pédicule central et se laissant écraser entre les doigts. La peau qui les porte est d'ordinaire saine, parfois elle est atteinte d'intertrigo. Lorsque l'on presse ces petites tumeurs, elles laissent échapper leur contenu qui s'énuclée en quelque sorte d'un seul coup. Elles sont généralement rangées par groupe de trois ou quatre, rarement plus. Lorsqu'elles sont ainsi vidées, elles prennent l'aspect de petites dépressions taillées à pic. Elles sont indolores. Elles se reproduisent avec grande facilité, et il est rare qu'après en avoir excisé une série, on n'en voie pas une autre bientôt réapparaître. L'excision est le seul traitement de ces petites lésions, sans gravité du reste.

Végétations. — Parmi les lésions provoquées par les qualités irritatives du pus blennorrhagique, je dois signaler ici des complications très fréquentes, mais dont j'ai déjà eu à parler dans la description de presque toutes les localisations de la blennorrhagie féminine. Je veux parler des *végétations*.

Ces productions histologiquement sont des papillomes. Elles ont un siège de prédilection : la région ano-vulvaire. Cependant on les rencontre sur toutes les muqueuses en contact prolongé avec le pus blennorrhagique. C'est ainsi qu'on les rencontre sur toute la muqueuse des organes génitaux, depuis la vulve jusqu'au col utérin, sur lequel nous avons été à même d'en observer plusieurs fois. Elles occupent la muqueuse de l'urèthre, où elles constituent ce que j'ai appelé l'uréthrite proliférante, aussi bien que la muqueuse rectale et la muqueuse anale. Elles ne présentent aucune spécificité. Velpeau, Aubert, H. Mollière avaient émis l'hypothèse qu'elles étaient contagieuses et transmissibles, s'appuyant sur ce fait qu'elles s'inoculent par adossement de surface. Avec Jullien, je penserai qu'il n'en est rien et que les végétations ne sont qu'une preuve de l'aptitude du tégument à proliférer sous l'influence d'une cause irritante.

Elles peuvent prendre un développement considérable, recouvrir la vulve tout entière, le périnée, la région anale. Elles ont une tendance remarquable à repulluler. Elles sont sessiles ou pédiculées, et présentent un aspect sur lequel je n'ai pas à insister et que les dénominations de crêtes de coq, de choux-fleurs dépeignent suffisamment.

Le seul traitement à opposer à ces productions est l'excision, soit par les ciseaux, soit avec la curette tranchante. Dans certains cas leur abondance est telle qu'il faut les enlever en plusieurs séances. L'hémorrhagie qui peut suivre l'ablation d'une grosse masse de végétations pourrait devenir redoutable. D'ordinaire elle s'arrête spontanément, mais il est préférable de cautériser les surfaces d'implantation de ces productions avec le thermo-cautère, de façon à supprimer l'écoulement sanguin et aussi à se mettre en garde contre les récidives.

L'excision des végétations est toujours douloureuse, aussi a-t-on cherché le moyen d'anesthésier la région sur laquelle on opérait. L'anesthésie par le chroroforme doit être réservée aux seuls cas où l'ablation doit comprendre une grande abondance de végétations. Dans les cas les plus nombreux, on devra se contenter, comme l'a écrit mon interne M. G. Richard, d'anesthésier le pédicule avec un jet de chlorure d'éthyle. C'est aux ciseaux et à la curette qu'il faut avoir recours dans ce cas.

Je n'énumérerai pas les mille moyens qui ont été préconisés pour obtenir la disparition des végétations sans avoir recours à l'instrument tranchant; je citerai seulement la poudre de sabine, la poudre d'oxyde de fer, l'alun calciné, le tannin, etc. ; parmi les caustiques, le nitrate acide de mercure, les acides phénique, azotique, acétique, chromique, etc., enfin la pâte de Vienne, lorsque les végétations présentent une grande surface.

La présence des végétations peut être un indice important de diagnostic. En effet, la blennorrhagie est certainement l'affection qui entraîne le plus souvent leur apparition. Aussi lorsqu'on trouvera chez une femme des végétations, que l'on aura constaté qu'il n'existe pas de grossesse, devra-t-on être, par cette simple indication, conduit à rechercher la blennorrhagie présente ou passée.

Les végétations peuvent exister chez une malade enceinte et blennorrhagique. Les opinions ont été partagées et sont encore partagées sur la conduite à tenir eu égard au traitement. Certains auteurs rejettent toute intervention, surtout sur la zone génitale pendant la grossesse. D'autres au contraire trouvent dans la grossesse une indication plus formelle d'opérer rapidement (Pozzi). Nous croyons que l'intervention pendant la grossesse ne présente aucun danger, et dans les cas que nous avons opérés, aucun incident n'est survenu.

3. Complications générales. — Généralisation de la blennorrhagie.

Les complications générales sont des manifestations de la blennorrhagie, infection générale. Elles présentent cette caractéristique d'atteindre toujours le même tissu, quelle que soit leur localisation. Je n'ai trouvé cette remarque faite dans aucun livre classique, mais elle est implicitement comprise dans la dénomination générique sous laquelle on désigne cette généralisation même ; on l'appelle le rhumatisme blennorrhagique. Est-ce à dire pour cela qu'il faut regarder ces complications comme des manifestations de ce qu'on est convenu d'appeler la diathèse rhumatismale ? Je crois que, actuellement, il n'est plus question de ces théories qui ont eu cours à une époque encore peu éloignée. La nature même de la blennorrhagie, son origine virulente, sa spécificité doivent faire rejeter toutes les théories qui ont été tour à tour admises et abandonnées ; aussi ne m'y arrêterai-je pas.

La blennorrhagie est une affection générale à manifestations multiples, telle est la seule doctrine qu'il soit possible d'admettre. En 1883 Petrone, et Jullien en 1888 (*Lyon médical*), que cependant on ne peut accuser d'enthousiasme exagéré pour la théorie infectieuse de la blennorrhagie, puisque dans son livre il ne l'admet pas comme prouvée, déclarent qu'ils ont trouvé des gonocoques dans le sang des malades.

Il devient donc naturel d'admettre des localisations de ce gonocoque dans les tissus où il peut se reproduire. Or, chose remarquable, nous trouvons partout le tissu séreux, sous quelque forme qu'il se présente, comme ayant le triste privilège de retenir le gonocoque. Toutes les complications, qu'elles soient viscérales ou articulaires, ont pour siège le tissu séreux. Ce sont des arthrites, des synovites tendineuses, des hygromas, des endocardites, des pleurésies, des péritonites, des conjonctivites.

Or, quelle est la nature de ces lésions? C'est le microscope qui a dû répondre à cet égard. De l'examen des liquides épanchés dans les articulations, dans les gaines synoviales, il est résulté que le gonocoque était lui-même l'origine de ces épanchements, de ces arthrites.

En 1882, Leistikow constate la présence du gonocoque dans le liquide d'une arthrite blennorrhagique ; en 1883, Petrone fait la même constatation dans le liquide purulent de deux arthrites blennorrhagiques ; en 1884, Kammerer le retrouve aussi dans deux autres cas d'arthrites et ajoute que, pour que cette recherche soit suivie de succès, il faut examiner les liquides dans les premiers jours qui suivent l'invasion articulaire ; l'agent infectieux plus tard aura disparu et ne pourra plus être retrouvé.

Rhumatisme blennorrhagique. — Le rhumatisme blennorrhagique, et si je l'appelle ainsi c'est pour spécifier par le mot lui-même qu'il est une localisation de la blennorrhagie sur les séreuses extra-génitales, est fréquent chez l'homme, mais devient plus rare chez la femme. Au point que Martineau, en 7 ans de pratique à Lourcine, n'en a rencontré qu'un exemple. « Ces accidents, dit-il, sont tellement rares qu'un médecin de Lourcine ne les observe pas, alors qu'il dirige un service pendant plusieurs années. C'est pourquoi il ne faut pas s'étonner que les médecins et les chirurgiens de l'hôpital de Lourcine aient écrit que, chez la femme, ces accidents sont presque inconnus. » Cullerier en 9 ans n'a rencontré que deux ou trois arthrites blennorrhagiques ; A. Guérin ne l'a vue qu'une fois en 4 ans. Rollet et Diday n'en ont pas vu un seul exemple. Panas, à Lourcine, n'en a pas constaté un seul cas. Bornemann (Thèse de Copenhague, 1887), dans une statistique portant sur 271 malades atteints de rhumatisme blennorrhagique, a relevé seulement 42 femmes contre 229 hommes. Moi-même, dans mon service, je n'ai pas eu une seule fois l'occasion de voir une manifestation articulaire sur plusieurs centaines de malades que j'ai eues à soigner, atteintes de blennorrhagie. Auvergniot (Th. de Paris, 1890), par contre, soutient qu'il n'est nullement rare, et que nombre d'arthrites que l'on qualifie de rhumatismales simples ne sont pas, faute d'un examen suffisant, attribuées à leur véritable cause, à la blennorrhagie, passée inaperçue.

Quoi qu'il en soit, à quelle cause faut-il attribuer cette rareté relative du rhumatisme blennorrhagique chez la femme ? On a prétendu que le rhumatisme blennorrhagique n'était pas reconnu parce que, dans les services généraux, on n'examinait pas suffisamment les malades atteintes d'arthrites ou de synovites et que, par suite, la nature de celles-ci passait inaperçue. Mais cette raison n'explique pas l'absence de manifestations rhumatismales parmi le très grand nombre de femmes qu'on examine pendant de longs mois, manifestement atteintes de blennorrhagie. D'autres auteurs, avec Ricord, Jullien, « ont dit que cette rareté n'avait rien qui dût nous étonner. La complication, en effet, survient plus particulièrement dans le cas de blennorrhagie uréthrale. Or non seulement l'uréthrite est relativement moins fréquente chez la femme, mais ne sait-on pas à quels efforts se livrent les intéressées pour celer toute maladie des organes génitaux et, par là, sciemment ou non, la cause de leur arthrite ? » Il est, je crois, inutile de montrer l'inanité d'un tel argument que j'ai reproduit simplement pour montrer combien s'étaient torturé l'esprit les auteurs qui ont cherché une explication sans la trouver. Bond, chirurgien de l'hôpital de Saint-Georges à Westminster, trouva la raison de ce fait dans la résistance et l'épaisseur de l'épithélium du vagin, supérieures à celles de l'urèthre. Or nous connaissons la rareté de la vaginite et la fréquence, sinon la constance de l'uréthrite blennorrhagique chez la femme ; ce n'est donc pas encore un argument à prendre en considération sérieuse. En trouverons-nous un plus satisfaisant ? je ne l'essaierai pas ; je me contenterai d'avouer mon ignorance à cet égard, et de donner les particularités que présente le rhumatisme blennorrhagique chez la femme.

L'*arthrite* rhumatismale en est la manifestation la plus ordinaire et c'est le plus souvent le genou qui est pris chez la femme. La gravité de l'arthrite blennorrhagique du genou est parfois grande et souvent elle se termine par l'ankylose (Thèse de Granet).

Une des formes les plus fréquentes, et sur laquelle Brun a insisté avec juste raison, que l'on rencontre chez les femmes, peut-être aussi souvent que l'arthrite du genou, est la *synovite tendineuse du poignet*. Cette synovite blennorrhagique présente pour ainsi dire des caractères particuliers, qui permettent, à première vue, dans bien des cas, de reconnaître l'origine blennorrhagique de l'affection. C'est un gonflement allongé occupant la face dorsale de la main et du poignet, déterminant une rougeur plus ou moins sombre de la peau à son niveau, immobilisant complètement le poignet et surtout les doigts, qui ne peuvent exécuter le moindre mouvement sans entraîner pour la malade des douleurs intolérables. La pression au niveau du gonflement est douloureuse et le moindre contact arrache de véritables cris à la patiente. Il n'est guère que la synovite blennorrhagique du poignet qui présente ces caractères.

D'autres séreuses sont prises par la blennorrhagie ; presque toutes les articulations ont été signalées comme ayant été le siège de l'arthrite blennorrhagique. Elle a pour caractéristique d'être mono-articulaire pendant toute sa durée ; dans nombre de cas elle est poly-articulaire au début, mais elle devient assez rapidement mono-articulaire ; cette dernière localisation présente une durée parfois prolongée et un pronostic souvent fâcheux. Les diverses formes d'arthrites ont été observées. C'est ainsi que l'hydarthrose plus ou moins aiguë, plus ou moins abondante est une des formes du rhumatisme blennorrhagique ; dans quelques cas aussi on a vu l'arthrite suppurée.

Existe-t-il une localisation génitale de la blennorrhagie entraînant plus qu'une autre l'apparition de la blennorrhagie articulaire ? Je ne saurais le dire, et dans les cas que j'ai eus sous les yeux, les malades étaient atteintes d'uréthrite ou de vulvo-vaginite. Parfois celles-ci étaient à la période subaiguë, c'est-à-dire que l'écoulement commençait à diminuer d'abondance et tendait à devenir chronique ; parfois aussi il s'agissait de métrite accompagnant une uréthrite chronique.

Je dois aussi signaler, comme cause de l'arthrite blennorrhagique, la vulvo-vaginite des petites filles. Béclère en a rapporté plusieurs observations (*Médecine moderne*, p. 289, 1892) qui démontrent, d'une part, la nature blennorrhagique de cette vulvo-vaginite et, d'autre part, l'existence du rhumatisme gonorrhéique chez les enfants.

Une circonstance en apparence accessoire vient prédisposer la malade au rhumatisme blennorrhagique ; c'est la grossesse et l'accouchement. Il semblerait qu'il se fait ici encore une infection mixte et que, sous l'égide du gonocoque, le poison puerpéral, de concert avec lui, infecte l'organisme. C'est dans ces cas que l'on observe des arthrites suraiguës, des arthrites suppurées pouvant entraîner une terminaison fatale.

A côté de ces manifestations séreuses articulaires, il faut citer comme complication de même ordre les *hygromas des bourses séreuses* sous-cutanées, du genou, de la face postérieure du tendon d'Achille, rétro-calcanéennes et sous-calcanéennes. Swiediaur insistait sur la fréquence de la douleur du talon chez les blennorrhagiques.

Les muscles seraient peu atteints et rarement d'après Rollet. Fournier, au contraire, les dit souvent affectés.

Les complications viscérales de la blennorrhagie ont été rencontrées dans toutes les grandes séreuses. C'est ainsi que l'*endocardite* peut se montrer sous ses diverses formes et a été signalée par Brandes, Lehmann, Ricord, Hervieux, Desnos et, plus récemment encore, étudiée par Lacassagne, Sée et Bourdon. Bernutz a signalé une *pleurésie* chez une jeune blennorrhagique et nous avons signalé les faits de *péritonite* blennorrhagique.

Ophtalmie rhumatismale blennorrhagique. — A côté de ces complications siégeant sur les séreuses, je dois placer les accidents oculaires qui se développent dans le cours du

rhumatisme blennorrhagique. Tout à fait différents de l'ophtalmie blennorrhagique, suppurante
et due à une inoculation directe du pus gonococcique, ces accidents en ont été différenciés par
Mackensie, A. Fournier, Armaignac, Haltenhoff,
Trousseau. Cette affection constitue la conjonctivite séro-vasculaire bénigne, sans gonocoques, souvent mobile, se déplaçant d'un œil à l'autre, coïncidant souvent avec des localisations articulaires.
Elle survient sans cause appréciable autre que
l'existence de l'uréthrite. *C'est la seule restée mé-
tastatique* des ophtalmies d'origine génitale, dit
avec juste raison M. Alb. Terson. Une prédisposition individuelle, dit Fournier, semble se
montrer chez quelques malades qui ne peuvent
avoir une chaudepisse sans avoir immédiatement
des troubles oculaires. Ces lésions des yeux sont
plus rares chez la femme que chez l'homme. Elles
présentent des formes différentes. Tantôt c'est
une inflammation de la membrane de Descemet,
aquo-capsulite, tantôt c'est une iritis, tantôt enfin
c'est une conjonctivite oculo-palpébrale. Le pronostic de ces affections est généralement peu
grave.

Érythème polymorphe. — Il reste une
dernière complication ou plutôt une manifestation
assez rare de la blennorrhagie généralisée ; je
veux parler de l'érythème polymorphe. R. Mesnet
a étudié cette question et il pense, avec raison
suivant moi, que la plupart des érythèmes survenant chez les blennorrhagiques sont des éruptions provoquées non pas, comme on le croit gé-

néralement, par les agents médicamenteux, mais bien par la blennorrhagie. Cette même opinion est soutenue par P. de Molènes, qui pense que les lésions des organes génito-urinaires paraissent avoir une influence prédisposante sur le développement des érythèmes blennorrhagiques (Martineau). Ces érythèmes se voient surtout chez les femmes à peau fine ; c'est à ce titre que je les ai signalés.

Leur pronostic est généralement peu grave et ils disparaissent assez rapidement, souvent même avant que les manifestations génitales de la blennorrhagie aient disparu.

4. Combinaisons vénériennes de la blennorrhagie.

La blennorrhagie est souvent chez la femme la seule affection vénérienne. Il arrive cependant nombre de cas dans lesquels, simultanément ou successivement, apparaissent d'autres manifestations vénériennes. La syphilis, le chancre mou accompagnent fréquemment la blennorrhagie.

Celle-ci prédispose la femme à contracter l'accident primitif de la syphilis et aussi le chancre mou. Elle détermine des lésions vulvaires et en particulier au niveau de l'orifice des glandes de Bartholin, qui permettent une inoculation beaucoup plus aisée et par suite expliquent le siège si fréquent du chancre mou en cette place.

Les affections évoluent simultanément et la blennorrhagie ne paraît pas avoir d'influence sur l'évolution ultérieure de la chancrelle. Certains

auteurs paraissent avoir considéré la suppuration
blennorrhagique comme apportant un retard à la
cicatrisation du chancre mou. Ceci peut être vrai
dans les cas où la femme ne prend aucun soin
d'elle-même et laisse le pus blennorrhagique en
contact constant avec l'ulcération chancreuse
qui évolue alors comme le ferait toute ulcération,
même une ulcération simple ; sous l'influence de
la malpropreté, de l'infection secondaire qui nécessairement se produit, la perte de substance
augmente, s'étend, et ne manifeste nulle tendance
à la cicatrisation. Il suffit de quelques soins
d'hygiène, de quelques pansements isolant le
chancre mou, le mettant à l'abri du contact avec
le pus blennorrhagique, pour que cette influence
s'efface rapidement.

De même se manifestera l'influence de la blennorrhagie sur la syphilis. Les lésions syphilitiques
tendent à prendre des caractères plus accentués.
Aux plaques muqueuses érosives succéderont rapidement les syphilides papulo-érosives, végé-
tantes, hypertrophiques. Dans quelques cas se
montrera l'œdème dur, scléromateux des grandes
lèvres. Les lésions occuperont toute l'étendue de
la muqueuse vulvaire et c'est difficilement que
l'on pourra trouver un point non atteint par la
syphilis. C'est encore là une des conséquences de
l'irritation, amenée par le contact permanent du
pus blennorrhagique, qui permet à la syphilis
d'évoluer avec beaucoup plus d'intensité.

Ici encore on peut être surpris de la rapidité
avec laquelle les moindres soins d'hygiène, de
propreté, ramènent la syphilis à une marche

moins tapageuse et font disparaître des lésions hypertrophiques parfois considérables.

Il est nécessaire d'ajouter que les combinaisons vénériennes génitales rendront parfois le diagnostic fort difficile. Lorsqu'il existe des ulcérations chancreuses, par exemple, de la vulve, de la fourchette, de l'utérus, du vagin, on peut trouver du pus accumulé dans le vagin, tapissant la vulve, et rien n'est plus commun dans ces cas de penser à la coïncidence d'une blennorrhagie et des chancrelles.

C'est au niveau même des points où se produit le pus blennorrhagique qu'il faut l'aller chercher; c'est au niveau des points d'élection de la goutte blennorrhagique qu'il faut la trouver pour affirmer la blennorrhagie : et trouver du pus étalé sur la surface muqueuse de la vulve, dans le vagin, n'est pas suffisant pour faire le diagnostic de la blennorrhagie. Il suffit de sécher la muqueuse avec de l'ouate sèche pour constater que tout le pus que l'on a enlevé provenait du chancre mou, et qu'en aucun point, tel que l'urèthre, le prœurèthre ou les glandes de Bartholin, on ne peut trouver de goutte purulente que l'on puisse extraire par la pression.

Cette coïncidence de la blennorrhagie et de la syphilis, de la blennorrhagie et de la chancrelle est fréquente, et peu de filles, ayant la blennorrhagie et s'exposant à toutes les contaminations, échappent à l'inoculation rapide de la vérole ou du chancre mou.

V

DIAGNOSTIC DE LA BLENNOR-
RHAGIE CHEZ LA FEMME

Il est à peine besoin d'insister sur l'importance du diagnostic de la blennorrhagie féminine. Non seulement il faut savoir la reconnaître pour agir contre elle par le traitement approprié et mettre ainsi les malades à l'abri des complications plus ou moins graves qui peuvent survenir, mais encore on doit pouvoir avertir la malade des dangers qu'elle fait courir, de la contagion possible qui peut résulter de son contact.

On reconnaîtra la blennorrhagie pendant ses deux périodes, sa période aiguë, sa période chronique.

Dans **la période aiguë,** que nous avons vue n'être pas constante, la blennorrhagie se reconnaîtra aisément. Cependant diverses affections peuvent la simuler, et tout écoulement vulvo-vaginal, toute vaginite ne sera pas inévitablement blennorrhagique. Dans la plupart des cas, l'origine même de l'affection viendra révéler la nature de l'écoulement.

Ces vulvo-vaginites purulentes non blennorrhagiques sont presque toujours dues au traumatisme, que celui-ci soit spontané ou soit provoqué. La masturbation, l'introduction de corps étrangers, la défloration faite avec plus ou moins de brutalité, le viol, telles seront les causes les plus fréquentes de la vaginite aiguë non blennorrhagique. A ces causes mécaniques, il faut ajouter la malpropreté, le manque de soins hygiéniques qui entretiennent en quelque sorte l'état infectieux de la muqueuse vaginale.

Ces vaginites se distinguent de la blennorrhagie par un écoulement beaucoup plus abondant de pus, nullement en rapport avec le faible degré des lésions de la muqueuse ; celle-ci est plus ou moins rouge, mais n'a pas la teinte écarlate que l'on rencontre dans la blennorrhagie. De plus, la rapidité de la guérison, sous l'influence d'un traitement des plus simples, en deux ou trois jours, éclaire encore sur la nature de l'affection. La blennorrhagie ne disparaît pas avec cette rapidité et laisse presque toujours derrière elle une localisation chronique. Enfin, on regardera l'urèthre, et l'absence fréquente de l'uréthrite (uréthrite presque constante lorsqu'on se trouve en présence d'une vulvo-vaginite aiguë blennorrhagique), sera un bon signe permettant de rejeter l'idée de la blennorrhagie.

Le microscope pourra-t-il trancher la question et renseigner sur la nature de l'écoulement constaté ? Si l'on découvre des gonocoques très nombreux, si l'on se trouve en présence d'une culture pure de gonocoques, ce qui est exceptionnel, on pourra en toute certitude affirmer la blennorrhagie ; mais si on ne trouve que quelques gonocoques isolés, rares et difficiles à déceler, on ne pourra en conclure à la blennorrhagie certaine. Eraud (de Lyon), Wertheim ont démontré qu'il était possible d'en trouver dans les liquides qui baignent normalement les muqueuses vulvaire et vaginale.

C'est donc surtout à la marche clinique de l'affection, à l'évolution, aux symptômes qu'elle présente et à la cause qui l'a provoquée qu'il faudra demander la solution du problème. Je dois ajouter que la difficulté n'existe plus dans les cas de vulvites, suite de maladies infectieuses, rougeole, scarlatine, etc. Je crois qu'il est inutile d'insister.

La blennorrhagie chronique se dissimule plus aisément, non seulement parce que ses symptômes sont à peine marqués, mais encore, dans nombre de cas, parce que les malades croient avoir tout intérêt à cacher leur état.

C'est donc à une véritable enquête que l'on doit se livrer, si l'on veut parvenir à trouver un élément certain de diagnostic. Je ne parlerai pas des faits bien connus de Martineau, de Gosselin, où ce n'est qu'après de patientes recherches, des explorations répétées que l'on est parvenu à déceler la goutte de pus caractéristique.

Il faut, pour faire le diagnostic de la blennorrhagie féminine, suivre une marche méthodique, ne laisser sans y jeter un coup d'œil aucun des points où peut se cacher l'élément du diagnostic.

La femme que l'on doit examiner, si on pense qu'elle a quelque intérêt à cacher sa blennorrhagie, alors qu'elle sait parfaitement en être atteinte, ne doit pas être prévenue du moment de l'examen. Il faut la prendre à l'improviste et ne pas la laisser un instant seule, ou en dehors de toute surveillance. Ce précepte est utile à donner surtout aux médecins qui sont chargés de l'examen des filles publiques. Il est en effet tout à fait impossible de découvrir la chaudepisse chez une fille qui a de l'expérience et qui désire cacher son affection. Aussi, au point de vue de la blennorrhagie chronique, l'examen que l'on fait au dispensaire de la préfecture est-il absolument dérisoire. Jamais une fille publique n'est arrêtée pour une blennorrhagie chronique. Seules les clandestines, mal instruites encore, peuvent être reconnues malades, parce qu'elles n'ont pas su employer les procédés que leurs anciennes connaissent toutes. Ce n'est bien souvent que dans nos salles, où sont retenues nos malades, après deux ou trois jours de séjour, que l'on peut découvrir la blennorrhagie chronique dont elles sont atteintes depuis de longues années et qui a toujours passé inaperçue aux yeux des médecins chargés de faire la visite réglementaire. Combien sont laissées libres, conservant leur uréthrite sans que rien en vienne révéler l'existence !

Dès que la femme est placée sur le lit d'examen, on doit examiner quel est l'état de la vulve. Il sera possible de voir de suite si elle a été essuyée, si une tentative de toilette dissimulatrice a été faite ; dans ce cas, presque toujours on trouve dans les plis des petites lèvres, au niveau du vestibule, des brins de charpie, des filaments d'ouate ou des fils de coton, indiquant le corps avec lequel on a fait des frottements. Dans ces cas, il est nécessaire d'être prévenu qu'il peut être impossible de parfaire un diagnostic. Il devra toujours rester un point de doute dans l'esprit et on ne devra affirmer l'absence de la blennorrhagie qu'après un examen ultérieur.

Si la femme ne s'est pas essuyée, on verra la vulve plus ou moins rouge, de couleur parfois normale ; et rien à première vue ne révèle la blennorrhagie. C'est au niveau des orifices glandulaires qu'on devra la rechercher. Au niveau des orifices des glandes de Bartholin, on trouvera la tache rouge de Sœnger. En pressant sur la glande, on pourra faire sourdre une gouttelette de pus ; la glande elle-même sera plus ou moins indurée et augmentée de volume. Puis, au niveau du prœurèthre, on trouvera les glandules plus ou moins saillantes. Il faudra, ainsi que nous l'avons dit, les prendre, les pincer entre le pouce et l'index les unes après les autres, et parfois dans une ou deux seulement on verra sortir la goutte de pus blanchâtre qui permet d'affirmer le diagnostic.

L'urèthre est le siège du pus caractéristique. Comment peut-on l'obtenir ? Les fraudes ici sont fréquentes et c'est surtout du côté de l'urèthre que les femmes dirigent leurs efforts de dissimulation. Le moyen le plus simple et celui qu'elles emploient presque invariablement consiste à uriner quelques minutes avant de se présenter à l'examen. Il est parfois possible de retrouver l'humidité du canal due à une goutte d'urine y séjournant encore. Quelques malades plus expertes savent admirablement presser sur la face inférieure de l'urèthre et en extraire la goutte de pus révélatrice.

Il faudra donc s'attacher à presser méthodiquement le canal de l'urèthre, y revenir à plusieurs reprises ; parfois, malgré les moyens employés, on pourra, en prolongeant un peu l'examen, faire sourdre des conduits glandulaires intra-uréthraux une gouttelette très fine de pus blanchâtre, qui n'aura pas été entraînée par la miction. Je ne reviens pas sur la méthode à employer pour faire cette recherche, je l'ai suffisamment indiquée en traitant de l'uréthrite.

Il faudra aussi examiner l'intérieur de l'urèthre avec soin ; on y découvrira parfois des végétations polypiformes ; ces végétations, qu'on ne peut dissimuler, sont des indices précieux de blennorrhagie et de blennorrhagie ancienne. De même le doigt fera reconnaître le volume du canal de l'urèthre, sa consistance, et révélera l'existence de l'uréthrite fibreuse.

La vaginite sera parfois beaucoup plus facile à reconnaître, mais il sera fort malaisé souvent de savoir si l'on a affaire à une vaginite blennorrhagique ou à une vaginite simple. Lormand a bien décrit cette vaginite non blennorrhagique. Il faut se rappeler que la vaginite est rarement chronique ; que lorsqu'elle existe à l'état chronique, elle est toujours accompagnée d'une autre localisation de la blennorrhagie, presque toujours l'uréthrite, ou souvent aussi de la métrite.

L'examen micrographique du pus ne donnera

d'indication réelle que lorsque l'on trouvera le gonocoque en abondante culture, et nous avons montré combien sa présence est irrégulière dans les faits de blennorrhagie ancienne. C'est donc à tort que nombre d'auteurs ont regardé la vaginite comme un des indices les plus précieux pour le diagnostic de la blennorrhagie. On la reconnaît quand elle existe, mais sa nature n'est révélée que par les autres localisations de la blennorrhagie.

J'en dirai presque autant de la métrite, dont les lésions ne présentent rien de caractéristique. Pour elle cependant l'examen micrographique présente une importance plus grande, et l'on y trouve plus fréquemment le gonocoque indiquant la nature de la métrite ; j'ajouterai que dans les cas ordinaires, outre la métrite, on reconnaîtra l'existence de l'uréthrite, ou tout au moins la blennorrhagie de quelque glandule vulvaire.

La métrite se reconnaîtra au toucher. Celui-ci devra toujours être pratiqué, lorsqu'on se trouve en présence d'une femme que l'on soupçonne atteinte de blennorrhagie. C'est lui qui révélera, dans un nombre de cas beaucoup plus considérable qu'on ne peut le supposer, l'existence de salpingites ou de salpingo-ovarites restées à l'état latent. C'est faute de faire cet examen de parti-pris que l'on n'a pas plus tôt reconnu l'extrême fréquence de cette complication profonde de la blennorrhagie. Cet examen des annexes est d'autant plus intéressant qu'il révèle la lésion alors qu'elle est encore au début, qu'elle est due à une invasion gonococcique pure, qu'elle n'est le siège d'aucune infection mixte et que le traitement de suite institué, dans tous les cas où il sera suivi attentivement, amènera une guérison rapide et définitive. C'est pour n'avoir pas suffisamment recherché ces salpingites latentes que nombre d'auteurs les ont passées sous silence et, dans les descriptions classiques, ont fait un tableau tout différent de celui que nous avons tracé.

Lorsque l'on aura ainsi exploré toute la région génitale et uréthrale de la femme, on s'enquerra des autres localisations de la blennorrhagie ; il ne faudra jamais s'abstenir d'examiner l'anus et la région ano-rectale. Il faudra rechercher l'état des ganglions du pli de l'aine, voir s'il existe des végétations ano-vulvaires, de l'intertrigo. Je n'insiste pas sur tous ces points que j'ai suffisamment examinés. Le diagnostic ne sera achevé que lorsque l'on aura vérifié s'il existe ou non quelque combinaison vénérienne ; il faut se rappeler que la blennorrhagie déterminera parfois au niveau de la fourchette et entretient une petite érosion superficielle pouvant au toucher saigner facilement et par suite donner le change avec un chancre mou ou même un chancre induré.

Lorsque le diagnostic est hésitant, dans les cas de métrite, en particulier, on peut tirer des indications précieuses de la confrontation. Il sera bon dans ces cas d'interroger le mari ou l'amant, qui rarement nient la blennorrhagie comme ils nieraient la syphilis. La goutte militaire masculine révélera la nature de la lésion féminine.

Cette recherche doit être faite en particulier dans les cas de grossesse chez une femme ayant eu antérieurement de la métrite. On devra craindre pour l'enfant l'ophtalmie purulente, et le traitement prophylactique devra être mis en œuvre d'autant plus que l'on aura l'aveu du mari. Il faudra pour cette même raison redoubler de précautions antiseptiques pour la mère et savoir que sa métrite blennorrhagique antérieure l'expose à tous les dangers, souvent difficiles à éviter, de la métrite puerpéro-gonorrhéique et à toutes ses conséquences.

VI

PRONOSTIC ET PROPHYLAXIE

La blennorrhagie chez la femme présente deux pronostics : ou elle est bénigne, extrêmement bénigne, sans révéler jamais sa présence par d'autre inconvénient que celui de se transmettre plus ou moins irrégulièrement ; ou elle est grave, par les complications formidables qui peuvent se produire, par les modifications qu'elle entraîne dans la vie de la femme, par les troubles qu'elle détermine.

Lorsqu'elle est bénigne, elle peut rester indéfiniment bénigne, et nombre de femmes n'ont jamais su ni fait savoir qu'elles ont eu toute leur vie la blennorrhagie, soit uréthrale chronique, soit utérine même. Mais il faut savoir que cette malade, malgré son ignorance de son état, du moment qu'elle porte une localisation blennorrhagique, est exposée à voir survenir les graves complications de la blennorrhagie profonde. Sous l'influence d'un traumatisme, d'un avortement, plus souvent encore d'un accouchement, peuvent survenir tous les accidents qui constituent la forme grave de la blennorrhagie féminine.

Chez la femme, la blennorrhagie évolue sourdement, subsiste même longtemps sans se révéler par aucun symptôme; elle est chronique d'emblée. Je dirai même plus ; lorsqu'elle se manifeste, c'est toujours par des symptômes de peu de gravité et de peu de durée qui disparaissent rapidement et attirent à peine son attention. Mais cette blennorrhagie latente, peu grave par elle-même, n'en présente pas moins des dangers considérables; elle ouvre une porte très facilement franchie à toutes les infections secondaires. Dans un travail récent et d'une grande importance au point de vue qui nous occupe, M. Janet a bien mis en lumière cette gravité toute particulière de la chaudepisse féminine.

L'urèthre de l'homme peut rester très longtemps, après une apparente guérison de sa blennorrhagie, le réceptacle de micro-organismes divers. Ceux-ci, dès qu'ils se trouvent en contact avec un utérus en état de réceptivité, s'y cultiveront, et nous verrons apparaître chez la femme tous les graves accidents d'infection mixte qui se terminent par les suppurations pelviennes, les pelvipéritonites et parfois la mort. C'est donc surtout par la mise en état de réceptivité de tout le système génital féminin que la blennorrhagie féminine présente ses plus grands dangers. C'est encore la même raison qui fait que tout accouchement pour la femme blennorrhagique devient un véritable danger auquel parfois il sera pour ainsi dire difficile de la soustraire.

La blennorrhagie elle-même, lorsqu'elle se propage du côté de l'utérus, du côté des annexes, qu'elle reste seule en cause, détermine des modifications, des lésions, mais celles-ci restent bénignes, je me suis attaché à le démontrer, et peuvent facilement guérir. Il n'en est plus de même lorsqu'au virus blennorrhagique se joint une infection secondaire.

Les femmes atteintes de blennorrhagie profonde annexielle sont presque toujours des femmes jeunes, des jeunes mariées. La salpingite, sans présenter toujours les phénomènes aigus que je viens de rappeler, détermine de la pelvi-péritonite, dans la grande majorité des cas où elle a eu une certaine durée, dans tous les cas où elle a présenté une ou plusieurs poussées aiguës ou subaiguës, où des adhérences se forment, et le résultat des adhérences est, ainsi que l'avait bien montré Gallard, la stérilité. Je ne saurais trop insister sur cette stérilité blennorrhagique qui désespère les jeunes femmes qui toutes désirent être mères et pour lesquelles on ne peut rien pour guérir cette malformation acquise. Le nombre est considérable de femmes qui doivent à une uréthrite ancienne de leur mari la salpingite qui les a rendues stériles. On a parlé de la syphilis comme une des causes les plus actives de la dépopulation. Elle est beaucoup moins dangereuse que la blennorrhagie. La syphilis, après une série plus ou moins longue d'avortements, permet souvent, si le traitement a été soigneusement suivi, d'obtenir des enfants. Si la blennorrhagie a déterminé des adhérences, il n'est plus d'espoir, jamais la *restitutio ad inte-*

grum ne permettra la fécondation. La femme est irrévocablement stérile, sans parler de tous les faits où une intervention chirurgicale urgente a nécessité l'ablation radicale des trompes et des ovaires.

Je ne parle pas des dangers inhérents aux complications de la blennorrhagie, ils ne présentent rien de particulier à la femme et je renvoie à ce que j'en ai dit dans le cours de ce volume.

Prophylaxie individuelle. — Comment l'homme peut-il éviter la blennorrhagie? Telle est une des questions certainement les plus importantes de la blennorrhagie féminine, étant donné l'extrême fréquence de cette affection chez la femme.

Nous avons vu que la blennorrhagie chez la femme se présentait presque toujours à l'état chronique, c'est-à-dire avec le minimum de virulence. Nous avons vu que les femmes atteintes de blennorrhagie pouvaient ne pas transmettre la blennorrhagie, dans certaines circonstances. C'est à réunir ces circonstances que l'on doit s'appliquer si l'on veut se mettre dans les conditions les plus favorables pour éviter la chaudepisse.

Il existe chez certains hommes une prédisposition marquée à gagner la chaudepisse; cette prédisposition est donnée surtout par une chaudepisse antérieure. L'urèthre reste dans un état de réceptivité tel, que sous l'influence de la plus faible des inoculations réapparaît une nouvelle blennorrhagie. Ce fait a été admirablement mis en lumière par les faits et les arguments publiés récemment dans le travail que j'ai déjà cité de M. Janet. On doit chercher à ne pas avoir la première chaudepisse, c'est-à-dire celle qui sera presque toujours « la première » d'une série plus ou moins longue de blennorrhagies ultérieures.

Les lois de Ricord, que l'on a reconnues erronées depuis qu'est bien démontrée la nature spécifique de la blennorrhagie, renfermaient cependant beaucoup de vérité, et les conditions qu'il a si complaisamment et si finement énumérées, qu'il croyait suffisantes pour attraper la chaudepisse, si elles ne la produisent pas, sont cependant des adjuvants puissants pour faciliter son inoculation. A quelles femmes faut-il s'adresser? Faut-il se fier aux statistiques qui disent l'uréthrite rare dans les maisons publiques; nous avons vu qu'au contraire la blennorrhagie y est fréquente, et cependant c'est encore à la prostitution officielle, à la prostitution surveillée qu'il faudra s'adresser pour avoir le moins de risques possibles.

Ce sont des femmes qui sont généralement expertes en la profession et qui savent se tenir dans un état de propreté satisfaisant; ce sont des femmes qui depuis longtemps sont prostituées et par suite ont depuis longtemps une blennorrhagie qui ne conserve que le minimum de virulence. Enfin, avec elles, il est rare que l'on fasse des excès de coït, et rarement elles ressentent des sensations suffisamment vives pour amener à la vulve les sécrétions entraînant avec elles le pus blennorrhagique que récèlent leurs glandes sclérosées. Ceci paraît paradoxal, mais c'est encore avec les anciennes blennorrhagiques que l'on a le moins de

chance d'avoir la chaudepisse et les coïts les plus
froids seront toujours les meilleurs, ou tout au
moins les moins dangereux. Il n'en est pas de
même avec les jeunes prostituées, clandestines
qui n'ont aucune expérience, dont le vagin plus
ou moins étroit arrête à son entrée la verge de
l'homme en contact avec toutes les sécrétions
vulvaires, et qui, d'autre part, ne prennent que
rarement les soins de propreté et d'hygiène nécessaires.

Les soins à prendre après le coït pourront aussi
entraver l'inoculation. Avoir soin d'uriner immédiatement après avoir coïté, faire des lavages soi-
gnés du gland et même du canal de l'urèthre, avec
une injection légère au permanganate de potasse
ou au sublimé, pourront être des précautions souvent difficiles à exécuter, mais souvent utiles à
prendre.

Que dire du coït *ab ore*, que l'on a regardé
comme donnant une certitude contre la blennorrhagie? Nous avons cité les observations où il semble démontré qu'il ne mérite pas absolument toute
la confiance prophylactique qu'on lui accorde.

Blennorrhagie et mariage. — C'est la
gravité de la blennorrhagie féminine qui a soulevé
cette question d'une importance considérable. Depuis ses études sur le gonocoque (1879), Neisser
interdit le mariage aux blennorrhagiques. Finger,
dans son travail sur la blennorrhagie, regarda cette
précaution comme insuffisante et il formula ainsi
les conditions qu'il faut exiger des anciens blennorrhagiques pour les autoriser à se marier :

« 1° Caractère purement épithélial de la sécrétion et en particulier des filaments ;

» 2° Absence complète de gonocoques dans cette sécrétion et dans ces filaments, même après l'irritation artificielle de la muqueuse par un lavage de l'urèthre au nitrate d'argent ou au sublimé (Preuve de Neisser, 1883). Les caractères précédents doivent persister pendant deux à quatre semaines d'examen journalier ;

» 3° Etre exempt de manifestation locale, rétrécissement, prostatorrhée, qui nécessiterait la prolongation du traitement,

» Ces lois ont été universellement admises en Allemagne et en Autriche. Brewer s'y est rallié en Angleterre (1891), Janet les défend depuis longtemps et constate avec plaisir qu'elles commencent à être acceptées en France. Elles sont évidemment très logiques, mais elles ne sont pas à l'abri de certaines objections. » Ainsi s'exprime le défenseur le plus ardent et le plus convaincu de ces mesures utiles et de jour en jour plus nécessaires, Janet, que j'ai tenu à citer tout au long comme étant le plus autorisé des avocats à cet égard et comme exprimant absolument ma manière de voir. Il y a cependant quelque sévérité un peu trop accentuée dans ces lois. Janet, avec juste raison, les résume et les concrète ainsi : « Les contre-indications absolues au mariage pour les anciens blennorrhagiques sont : 1° le gonocoque, 2° l'état de réceptivité. »

Malheureusement ces deux lois, qui mettraient à l'abri nombre de jeunes femmes, seront difficilement mises en pratique. Trop grand est le nombre des blennorrhagiques et trop fréquente encore l'indifférence montrée à l'égard de la goutte militaire « qui ne donne pas la chaudepisse », dit la tradition.

Quoi qu'il en soit, on ne saurait trop le répéter, il faut apprendre à tout homme qu'il doit se guérir de sa chaudepisse avant son mariage, de même qu'il se guérit de sa syphilis ; qu'il fait courir à la jeune femme qu'il prendra les plus grands dangers et que lui-même est exposé à n'avoir pas d'enfants parce qu'il aura rendu sa femme stérile.

La question peut se présenter dans d'autres circonstances. Le mariage est consommé, la femme n'a pas été atteinte ou tout au moins est encore susceptible d'une guérison facile par un traitement approprié. Que doit-on conseiller ?

Il faut être absolument sévère et interdire tout rapprochement avant la guérison commune, ou tout au moins, si la femme n'est pas atteinte, recommander au mari les précautions nullement illusoires dans les cas de blennorrhagie uréthrale chronique.

Le mari devra uriner avant le coït, faire une désinfection attentive du canal de l'urèthre par des lavages abondants et prolongés avec la solution de permanganate ou le sublimé.

Exiger de la femme une toilette, après le coït, attentive et prolongée, avec de la solution de sublimé.

Enfin s'abstenir complètement de tout rapport dans les circonstances où la réceptivité utérine peut se trouver augmentée.

Si la femme est déjà atteinte de métrite, il faudra encore redoubler de précautions et, sauf impossibilité absolue, interdire absolument tout rapport conjugal.

Prophylaxie sociale. — Il est actuellement démontré que la blennorrhagie existe chez la grande majorité des prostituées ayant dépassé 4 ou 5 ans de prostitution. Ce n'est pas l'âge où elles sont le plus dangereuses, mais c'est l'époque où elles savent le mieux échapper aux investigations des médecins chargés de leur surveillance. Quand elles sont à leur début, elles sont facilement reconnues malades.

Comment arriver à supprimer cette source si abondante d'infection? Nous savons que c'est là que vont se puiser toutes les blennorrhagies qui progressivement se propagent ensuite. Il suffirait de pouvoir examiner les femmes et reconnaître leur blennorrhagie quand elles en sont atteintes. Ce desideratum paraît rempli par les règlements actuels; il n'en est rien. Comment fonctionne ce dispensaire? Les filles publiques, en carte, viennent plus ou moins régulièrement, mettons régulièrement, se faire examiner tous les huit jours. Elles attendent patiemment leur tour d'examen, libres de se rendre dans l'isolement du water-closet, par exemple, pour y effectuer la toilette la plus complète et la mieux faite. Beaucoup apportent avec elles le linge nécessaire pour cette toilette rapide, mais adroitement faite, et lorsqu'elles passent devant l'œil du médecin chargé de l'examen, elles ne présentent jamais la goutte uréthrale qu'elles ont habilement supprimée. Si on leur trouve de la métrite dont la nature n'est plus éclairée par la présence de la goutte uréthrale, on la considère comme « balistique », et on leur donne le bill d'intégrité avec lequel elles retournent propager leur chaudepisse avec autorisation et garantie du gouvernement.

Je sais bien qu'il est très difficile d'effectuer une surveillance réellement efficace sur une série de femmes (et quelles femmes!!) réunies en nombre plus ou moins grand et décidées à tromper le médecin qui va les examiner. Mais il serait possible, au moment des visites, de retenir momentanément celles que l'on constaterait avoir uriné ou qui présenteraient des signes permettant de reconnaître qu'elles ont procédé à une toilette quelconque. Pendant cette rétention, elles seraient soigneusement surveillées et on empêcherait tout isolement et toute sortie. Puis, au bout de ce temps, on les examinerait et peut-être alors pourrait-on retrouver la goutte de pus révélatrice. Cette mesure a été demandée. Malheureusement ce moyen ne serait encore qu'imparfait. Le procédé le meilleur serait encore une surveillance directe établie dans les maisons. Les visites n'y seraient pas prévues, et le médecin mettrait à l'improviste sous ses yeux toutes les femmes qui ne pourreient ainsi procéder à la toilette rapide et frauduleuse. C'est le procédé qui m'a permis, à Saint-Lazare, chez les filles retenues pour infraction aux règlements et non considérées comme malades, de trouver 12 blennorrhagies sur 15 filles en moyenne; filles qui avaient été visitées avant leur entrée et reconnues saines et qui, visitées après leur sortie, alors qu'elles n'avaient été ni soignées, ni guéries, avaient été laissées en liberté. Malgré leur carte officielle et les visites hebdomadaires, depuis des années elles transmettaient la chaudepisse.

La blennorrhagie devrait être considérée pour les filles comme aussi dangereuse que la syphilis.

On ne devrait plus la considérer comme une affection sans importance et toute uréthrite devrait être tout aussi sévèrement recherchée que la plus sérieuse des syphilis.

La blennorrhagie est un véritable danger social contre lequel on ne s'est pas jusqu'à présent suffisamment élevé. Ce n'est que dans ces derniers temps, dans ces temps de castration à outrance (rendus par la blennorrhagie nécessaires), qu'on a pu se convaincre *de visu* de la gravité de cette terrible affection pour la femme, et constater que si le chirurgien est devenu si souvent un opérateur radical, il y a été poussé par l'effroyable fréquence de la blennorrhagie. C'est donc à la prophylaxie qu'il faut faire appel, c'est de ce côté que doivent tendre tous les efforts individuels et collectifs.

FIN.

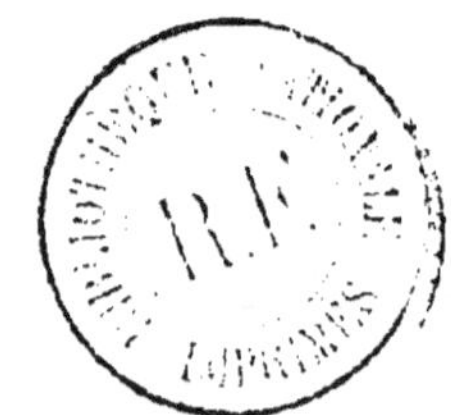

TABLE DES MATIÈRES

VOL. II

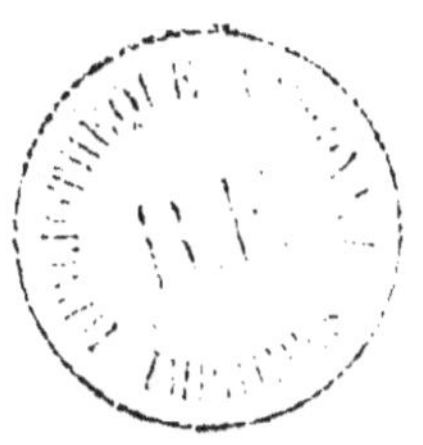

Châteauroux. — Typ. et Stéréotyp. A. Majesté et L. Bouchardeau